汉竹·亲亲乐读系列

孕妈准爸
一日一读

汉竹 编著

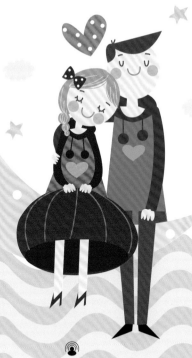

汉竹图书微博
http://weibo.com/2165313492

读者热线
400-010-8811

江苏凤凰科学技术出版社 | 凤凰汉竹
全国百佳图书出版单位

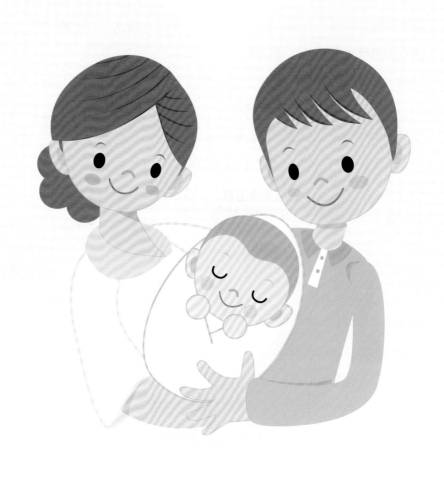

280天，幸福地守候

"你是一树一树的花开，是燕在梁间呢喃——你是爱，是暖，是希望，你是人间的四月天！"一个小小的新生命像一粒神奇的魔豆，肥沃的土壤、温暖的阳光、甘甜的泉水都不能打开它强大的结界，唯有爱可以唤醒那颗跳动的心脏，让它在春天的第一声鸟鸣中破土发芽。

孕育一个小小的新生命，让准爸爸和孕妈妈拥有了最期待、最渴盼的幸福时光，拥有了一生中最细腻、最欣慰的情感守候。

怀孕最初带给准爸爸和孕妈妈的是惊喜，看着孕妈妈的腹部一天天隆起来，感受小生命每天的茁壮成长，你们会被接踵而来的幸福与喜悦淹没。

怀孕后，孕妈妈也许依然坚持上班，带着胎宝宝度过忙碌而又充实的一天。然而他越长越大，孕妈妈的身体负担也越来越重，腰酸、胸闷、腿脚疼……种种不适，让孕妈妈几乎没有喘息的机会。这时候准爸爸的小心呵护和体贴照顾是如此的重要，一次暖暖的拥抱、一个轻轻的亲吻、一杯清甜的果汁……都让孕妈妈感到欣慰和甜蜜。

在爱的守护中，他从一粒种子长成一颗果实。当宝宝用力踢打的时候，孕妈妈和准爸爸总是忍不住幸福地微笑；当宝宝很久都乖乖地保持安静的时候，孕妈妈和准爸爸又不禁要焦虑与不安。于是，你们开始期待这280天快点走完，期待宝宝早点出来和你们见面。而在期待的同时，你们可能还会担心分娩是否能顺利进行……

为人父母的甜蜜与艰涩，幸福与困惑，这280天里你们将一分一秒地体会。

孕妈妈和准爸爸不妨和身边的"过来人"聊一聊，她们非常乐意和你们分享美好回忆和宝贵经验。你们也不妨跟着为你们准备的这本《孕妈准爸一日一读》，每天学一点孕产知识，一起见证孕育的奇迹，幸福地守候天使的降临。

目录

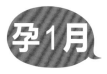

等待天使的来临

第1~2天 第1个月的产前检查 16

第3~4天 记住这个重要的日子 17

第5~7天 叶酸补起来 18

第8~9天 推算排卵期 19

第10~11天 避开危险受孕期 20

第12~14天 计划好受孕时间 21

第15~16天 精子和卵子的浪漫相遇 22

第17~18天 和烟、酒、茶、咖啡说再见 23

第19~21天 预产期的计算 24

第22~23天 排除各种安全隐患 25

第24~25天 远离小动物 26

第26~28天 千万别乱用药了 27

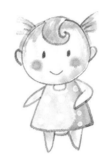

孕2月

亲爱的，我有了

第**29**天 第2个月的产前检查............30

第**30**天 验孕有讲究 31

第**31**天 怀孕好处多 32

第**32**天 暂时告别性爱 33

第**33**天 和化妆品说再见 34

第**34~35**天 小胎盘的大作用............35

第**36**天 远离二手香水 36

第**37**天 "生"与"升" 37

第**38**天 防辐射服怎么买 38

第**39**天 营养要均衡 39

第**40**天 腹痛别掉以轻心 40

第**41~42**天 保胎的好习惯 41

第**43**天 噪声污染别忽视 42

第**44**天 消除口中异味 43

第**45**天 开始写怀孕日记 44

第**46**天 流产是怎样发生的.............45

第**47**天 及早建档 46

第**48~49**天 大宝，你有弟弟妹妹啦..47

第**50**天 提早准备相关证件............48

第**51**天 职场妈妈如何缓解早孕不适...49

第**52**天 胎宝宝最怕的几种病症.......50

第**53**天 黄体酮低到底是什么情况 ...51

第**54**天 缓解心理不适 52

第**55~56**天 孕期牙病知多少..........53

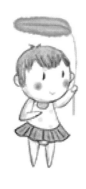

孕3月

孕吐只是个传说吗

第57天 第3个月的产前检查............56

第58天 孕吐反应.....................57

第59天 一定要吃早饭...............58

第60天 放弃你的重口味.........59

第61天 告别危险食物..............60

第62~63天 你的开胃食谱...........61

第64天 保持好心情................62

第65天 家有孕妈慎装修.........63

第66天 上班路上...................64

第67天 宝宝好视力，妈妈吃出来...65

第68天 告别外卖...................66

第69~70天 让胎宝宝变聪明的鱼肉..67

第71天 巧妙地向上司坦白...........68

第72天 保护自己的权利............69

第73天 酸中毒........................70

第74天 为吐做好准备.................71

第75天 别干重活儿....................72

第76~77天 如果你是双胞胎孕妈....73

第78天 这些食物要慎吃.............74

第79天 孕期吃酸有讲究............75

第80天 你是高危孕妇吗.............76

第81天 孕期感冒要重视.............77

第82天 小心食品添加剂............78

第83~84天 警惕孕期抑郁症.........79

孕4月

宝宝，妈妈很好，你呢

第85天 第4个月的产前检查............82

第86天 健康驾车小贴士 83

第87天 孕吐终于结束了 84

第88天 别再熬夜了 85

第89天 孕妇奶粉因人而喝............86

第90~91天 不要戴隐形眼镜了.......87

第92天 孕妈妈要注意的正确姿势 ...88

第93天 为什么会头晕 89

第94天 坐骨神经痛 90

第95天 乳糖不耐受怎么办............91

第96天 唐氏综合征筛查 92

第97~98天 关于唐氏筛查报告单....93

第99天 明明白白做B超 94

第100天 教你看懂B超单 95

第101天 提前预防妊娠纹 96

第102天 了解生育保险 97

第103天 合理饮食补充营养素........98

第104~105天 孕期"做爱做的事"...99

第106天 孕期房事讲究多 100

第107天 正确认识胎教 101

第108天 产检前需要注意的小细节..102

第109天 健康饮水好处多 103

第110天 合理控制体重 104

第111~112天 一起来做孕妇操吧...105

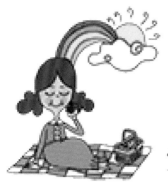

孕5月

宝宝动了，老公你来听听

第113天 第5个月的产前检查 108

第114天 学会数胎动 109

第115天 水果食用要科学 110

第116天 职场孕妈午睡妙招 111

第117天 都是韧带惹的祸 112

第118~119天 不可避免的水肿 113

第120天 坚持补钙 114

第121天 胎宝宝也会打嗝吗 115

第122天 孕妇的五大民间禁忌 116

第123天 抑郁症易患群 117

第124天 孕期抑郁自我治疗 118

第125~126天 切忌盲目滋补 119

第127天 不可忽视的绿色营养 120

第128天 近视孕妈妈的顾虑 121

第129天 孕妈妈外出四季必备 122

第130天 购买什么款式的孕妇装 ...123

第131天 买孕妇装需要注意的小细节 ..124

第132~133天 孕妈妈怎样使用空调 ...125

第134天 孕妈妈该穿什么鞋 126

第135天 如何美美地睡一觉 127

第136天 胎位不正早矫正 128

第137天 如何避免佝偻宝宝 129

第138天 散步是最适宜的运动 130

第139~140天 为什么总做噩梦 131

孕6月

让人羡慕的大肚婆

第141天 第6个月的产前检查 134

第142天 前置胎盘不必怕 135

第143天 别用"万一"吓唬自己...136

第144天 外用药物莫乱用 137

第145天 预防孕期便秘和痔疮....138

第146~147天 经常抽筋怎么办 139

第148天 洗澡时要注意的事情.......140

第149天 职场孕妈的减压秘籍.......141

第150天 学会自测宫底和腹围....142

第151天 胎动异常早知道 143

第152天 大肚孕妈轻松洗发 144

第153~154天 孕期贫血巧缓解 145

第155天 预防巨大儿.....................146

第156天 胎宝宝体重过轻怎么办...147

第157天 预防阴道炎.....................148

第158天 坚持锻炼骨盆底肌肉.......149

第159天 缓解不适的锻炼方法.......150

第160~161天 孕期胀气别担心 151

第162天 如何做胎心监护 152

第163天 孕期举手投足小提示 153

第164天 如何缓解腰酸背痛 154

第165天 谨慎食用营养素补充剂...155

第166天 孕妈妈不宜吃冷饮 156

第167~168天 孕期流鼻血不要怕...157

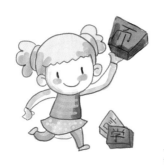

孕7月

最舒服的孕期时光

第169天 第7个月的产前检查 160

第170天 补充"脑黄金"，宝宝更聪明 ..161

第171天 温馨的胎教时光 162

第172天 孕期瑜伽益处多 163

第173天 如何准备宝宝用品 164

第174~175天 来一次美好的旅行 ...165

第176天 尿频怎么办 166

第177天 去上分娩课 167

第178天 给宝宝取名字 168

第179天 值得纪念的特殊日子 169

第180天 如何选购贴身衣物 170

第181~182天 孕妈妈的职场禁忌 ...171

第183天 职场孕妈的生活宝典 172

第184天 美丽孕妈自制水果面膜 ...173

第185天 科学看待孕期用药 174

第186天 妊娠高血压综合征 175

第187天 新生儿常见疾病先了解 ...176

第188~189天 小方法缓解静脉曲张 ..177

第190天 预防妊娠糖尿病 178

第191天 孕期遭遇痔疮 179

第192天 胎宝宝天生的学习能力 ...180

第193天 睡床软硬要合适 181

第194天 吃点零食补充营养 182

第195~196天 享受按摩 183

孕8月

将美进行到底

第197天 第8个月的产前检查 186

第198天 孕妈妈的护肤宝典 187

第199天 让胎宝宝陶醉的美学胎教...188

第200天 换个发型美泡泡 189

第201天 拍套美丽孕照 190

第202~203天 约会给爱情保鲜 191

第204天 吃走妊娠斑和妊娠纹........192

第205天 扮靓孕期，打造韵味.......193

第206天 吃出孕期好肤色 194

第207天 不可缺少的粗粮 195

第208天 孕妈妈胸部保养 196

第209~210天 正确饮食消水肿 197

第211天 三招消除假性副乳 198

第212天 让孕妈妈心情大好的三件事...199

第213天 长胎不长肉的食物 200

第214天 拒绝烫染 201

第215天 孕期如何防止皮肤过敏...202

第216~217天 预防皮肤色素沉着...203

第218天 多培养一些生活情趣.......204

第219天 美好的自我暗示 205

第220天 如何应对失眠 206

第221天 孕晚期的心理保健 207

第222天 孕期护肤品如何挑选.......208

第223~224天 孕期防痘的小建议...209

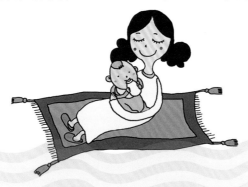

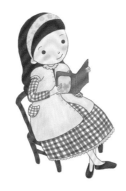

孕9月

感觉有点累，但很幸福

第225天 第9个月的产前检查 212

第226天 补钙别过量 213

第227天 预防早产 214

第228天 脐带绕颈不可怕 215

第229天 宝宝用品大准备 216

第230~231天 孕妈妈待产包 217

第232天 了解孕晚期腹痛 218

第233天 孕后期的胃灼痛 219

第234天 如果你属于剖宫产后再孕 ..220

第235天 孕晚期需要注意的小细节 ..221

第236天 如何选择生产医院 222

第237~238天 提前安排护理工作 ...223

第239天 警惕羊水早破 224

第240天 羊水的颜色 225

第241天 应对孕晚期不适 226

第242天 临产前五大禁忌 227

第243天 骨盆测量别害怕 228

第244~245天 拉梅兹呼吸法 229

第246天 孕晚期腹泻别忽视 230

第247天 分娩到底有多疼 231

第248天 理性看待分娩疼痛 232

第249天 做好随时入院的准备 233

第250天 产前真假宫缩的辨别 234

第251~252天 分娩技巧早掌握 235

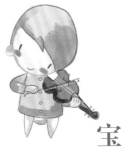

孕10月

宝贝，我们一起加油吧

第253天 第10个月的产前检查......238

第254天 自然分娩好处多............239

第255天 提前练习助产运动.........240

第256天 什么情况需要剖宫产......241

第257~259天 待产时的突发情况...242

第260~261天 关于会阴侧切你应该知道的
....243

第262~263天 了解无痛分娩 244

第264~266天 剖宫产的影响 245

第267~268天 导乐，让分娩变轻松 ... 246

第269~270天 过期妊娠怎么办 247

第271~273天 分娩前容易忽视的征兆..248

第274~275天 分娩当天怎么吃......249

第276~277天 分娩时如何缓解紧张情绪
....250

第278~280天 分娩时如何和医生配合..251

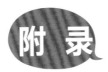
附 录

顺产妈妈产后3天护理..................252

剖宫产妈妈产后7天护理...............253

产后1周，顺产妈妈这样补...........254

产后1周，剖宫产妈妈这样补........255

孕1月 等待天使的来临

　　可能某天早上你试了几根试纸都明显地出现代表中队长的两条线，恭喜你，你当妈妈了！此时你可能还没有什么感觉，但胚芽已经悄悄地在你的子宫里成长了。这对最优秀的精子与卵子结合而成的受精卵不断分裂，一部分形成大脑，另一部分则形成神经组织，这时胚胎大约长达25毫米，它的外形就像一颗小小的松子。现在与未来的几周内，孕妈妈体内的胚胎细胞将以惊人的速度分裂。

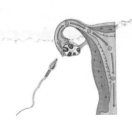

第1周

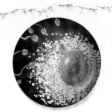

第2周

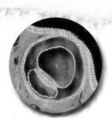

第3周

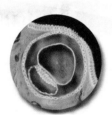

第4周

第 **1~2** 天 第 1 个月的产前检查

我们的宝贝：前世五百次的回眸换来今世的擦肩而过。小宝贝，请快快降临吧，你是我们今生最大的守候！

此月的产前检查，备孕女性可能会做的项目

确认是否真的怀孕

过去用药的历史及产科就诊的一般记录、个人家族疾病史

一般体检

☐ 血液检查：血红素（血红蛋白）、血细胞比容（血细胞占全血容积的百分比）、血型检验、风疹、乙肝筛查（其他如艾滋病、性病则为选择性检查项目）

☐ 子宫颈抹片检查

☐ 阴道疾病检查

☐ 遗传性疾病的血液检查

☐ 验尿（检查血糖、尿蛋白、有无感染等）

☐ 体重及血压检查

☐ 营养摄取及日常生活注意事项咨询

☐ 可与就诊医生讨论怀孕后心情的变化和自己关心的问题

读懂你的产检报告

有些女性孕初期 HCG（人绒毛膜促性腺激素）比较低，用试纸测出的线条颜色比较浅，无法判断是否怀孕。这种情况下可以去医院验血检查，通过分析 HCG 和黄体酮（孕酮）判断是否怀孕。通常来说，采用验血的方法是最准确的。未怀孕的女性，血 HCG<5mIU/ml，在妊娠最初 3 个月，HCG 水平每 2.2±0.5 天约升高一倍，黄体酮在孕期也会明显增高。

完美准爸爸训练营：准爸爸要提前预约体检医院，提醒孕妈妈在体检当天的凌晨之后不要喝水或吃零食，并在体检完之后陪孕妈妈去吃一顿丰盛的早餐。

第 **3~4** 天 记住这个重要的日子

> 我们的宝贝：从今天起做个幸福的人，让我们面朝大海，一起看春暖花开。

从今天起，你即将升级为一位母亲，虽然从严格意义上讲，你仍是一个准备期的母亲。但孕期 280 天正式开始了，请记住这个重要的日子。

末次月经的第一天

此时的你，正是末次月经进行的时候，还没有怀孕，所以身体也没什么变化。子宫每月"打扫"一次，为宝宝的到来做好准备。如果卵巢排出的卵子没有受精，子宫内膜就会脱落、出血。在激素作用下，您的卵巢又开始准备释放另一个卵子，接着又会长出新的子宫内膜并逐渐增厚，如果这个月住进来了一个宝宝，那么下个月直到分娩都不会来月经了。

从一个卵子遇到精子直到胎宝宝被娩出，这个过程实际上有 266 天左右，但整个孕程一般按 40 周或 280 天来计算，这是从末次月经的第一天算起的，因为大多数孕妈妈都说不清受精具体发生在哪一天，却能记得每个月"好朋友"来临是哪一天。

在本书中，我们按一般惯例将末次月经的第一天作为孕期的第一天，所以正在要宝宝的你一定要记清楚每次来月经的时间。

月经不规律怎么办

很多孕妈妈都存在月经不规律的情况，那么她们的孕期应该怎样计算呢？末次月经的第一天是否还是 280 天孕期的开始呢？其实即使孕妈妈月经不规律，也可以记下末次月经的时间，然后把这些情况详细地反映给你的产检医生，相信他们会有专业的判断，告诉你孕期开始的时间。

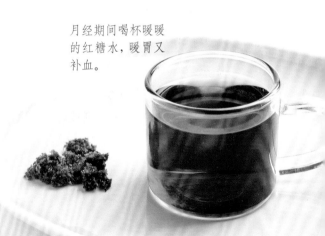

月经期间喝杯暖暖的红糖水，暖胃又补血。

完美准爸爸训练营： 在日历上帮妻子记下此次月经开始的时间。替她准备一杯红糖水，家务活全包揽，让妻子好好休息，睡个踏实觉。

第5~7天 叶酸补起来

我们的宝贝：再壮硕的小苗也需要雨水的灌溉。每天一粒小小的叶酸片，让亲爱的你变得更聪明伶俐。

叶酸，不陌生吧，预防神经管畸形的效果最好，女性应从怀孕前一个月至怀孕前三个月增补叶酸，孕早期是胎儿中枢神经的发育时期。经产妇再次怀孕时，也应从孕前1~3个月开始服用。

从怀孕前3个月开始补充叶酸

叶酸是一种水溶性B族维生素，在绿叶蔬菜、水果和动物肝脏中含量丰富。叶酸虽然在体内的总量只有5~6毫克，却是身体必不可少的物质，参与人体新陈代谢的全过程，尤其是蛋白质和DNA等重要物质的合成，是促进胎宝宝神经系统和大脑发育的重要营养素。

绿叶蔬菜中含有丰富的叶酸，孕妈妈应多食用。

女性在服用叶酸后，要经过4周以上的时间，体内叶酸缺乏的状态才能得以纠正。因此在计划怀孕的前两个月就要开始补充叶酸，而且要在怀孕后的前3个月敏感期中坚持服用，才能起到最好的预防效果。

当然，如果你还没有意识到就已经怀孕了，或者没有及时去产检从而错过了补充叶酸的关键期，也不用懊悔，不必担心宝宝会发育不正常，也并不是每一个人都缺乏叶酸。

叶酸每天需要量

补充叶酸也要适量，正常情况下，每天叶酸最低需要量为50微克，孕妈妈为400微克，一般孕妈妈服用的叶酸增补剂一片的含量即为400微克。一天中服用的时间也不限，建议饭后吧，拿个记录本，每天提醒自己服用叶酸增补剂。

注意日常饮食中叶酸的补充。叶酸广泛存在于绿叶蔬菜和一些水果、豆类等食物中。

完美准爸爸训练营：准爸爸补一些叶酸对宝宝也有好处。叶酸是DNA合成的必需物质，当男性体内叶酸浓度不足时，精子活动能力会下降，不利于成功受孕。通过叶酸的"后天补养"，精子畸形的比例也会大大缩小。

第 8~9 天 推算排卵期

我们的宝贝：这是一种爱的期待，对幸福的憧憬让我们笑对每天的日出日落。

还记得《夫妻那些事儿》中求子心切的女主角测出自己在排卵期便从北京乘飞机到青岛去找丈夫的情景吗？由此可见排卵期对于想要宝宝的女人来说有多重要。那么究竟什么是排卵期呢？它又是怎么测算的呢？

排卵期

处于育龄阶段女性的月经周期平均为 28 天，其中包括月经期、排卵期和安全期。月经期即通常所说的出血期，一般为 5 天左右。排卵日则是指下次来月经的前 14 日。自排卵日的前 5 天至排卵日的后 4 天，共 10 天为排卵期。

计划怀孕时，掌握自己的准确排卵日期是至关重要的。如果在排卵日当天或提前 1 天同房，那么受孕的概率最高，精子的寿命是 2~3 天，而卵子在排出约 6 小时后就开始老化。

排卵期计算法

这种测算法适用于月经周期一向较规律的女性。从月经来潮的第一天算起，倒数 14±2 天就是排卵期。例如，月经周期为 28 天，如果这次月经来潮的第一天是在 7 月 28 日，那么这个月的 12 日、13 日、14 日、15 日、16 日就是可能排卵日。

月经不规律也可以算出排卵期：排卵期第一天＝最短一次月经周期天数 –18；排卵期最后一天＝最长一次月经周期天数 –11。

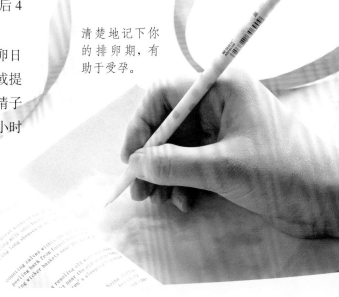

清楚地记下你的排卵期，有助于受孕。

完美准爸爸训练营：和妻子一起计算排卵期，从胎宝宝降临前就提前承担起准爸爸的责任。

第 10~11 天 避开危险受孕期

我们的宝贝：你若安好，便是晴天。爸爸妈妈要尽最大的力量，制造一粒最优质的"种子"，让它在肥沃健康的土壤中快乐发芽。

精子和卵子的质量决定着胎宝宝的健康，而受孕时间则直接影响着胚胎的质量。所以，要有意识地避开以下这些不利于受孕的时间，给宝宝一个良好的开始。

四大受孕误区

长途旅行中体力过度耗损，生活起居没有规律，经常睡眠不足，每日三餐的营养也不均衡……不仅会影响受精卵的质量，还会反射性引起子宫收缩，使胚胎的着床和生长受到影响，易导致流产或先兆流产发生。

发生早产、流产或摘除葡萄胎的女性，体内的内分泌功能暂时还未完全恢复，子宫等生殖器官也尚未康复，特别是做过刮宫手术的女性。如果身体很快受孕，既不利于子宫恢复正常，也不能为胎宝宝提供一个良好的生长环境。

无论是口服避孕药还是外用的避孕药膜，一旦受孕都会对受精卵造成不利影响，宝宝发生先天畸形的概率增大，出生时的成熟度、体重、生长发育速度等，也都与正常受孕的宝宝有明显差别。

有的女性求子心切，常常会在宫外孕后不久便又匆匆怀孕，这种做法相当危险。如果发生过宫外孕，在彻底治愈后必须坚持避孕一段时间，待医生检查认为一切正常后方可考虑怀孕，以免再次引发危险的宫外孕。

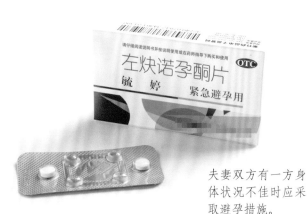

夫妻双方有一方身体状况不佳时应采取避孕措施。

完美准爸爸训练营：在春天温暖的早晨，给睡眼蒙眬的孕妈妈一个甜蜜的吻，相信这个美好的开端会持续一天。

第 12~14 天 计划好受孕时间

我们的宝贝：桃花非是三月红，六月的荷花分外香。小天使，我们要让你在最美好的时刻降临人间。

受孕时的年龄、季节、环境、营养、心情等许多外部环境和主观因素决定着精子和卵子的质量，也决定着受精卵质量的高低。所以，孕育一个聪明、健康的宝宝从受孕之初就要开始准备了。

较佳月份

5~6 月份怀孕，经过大约 3 个月孕早期的不适阶段后，正值秋季，水果、蔬菜品种丰富、新鲜可口，此时孕妈妈的早期妊娠症状基本消失，食欲增加，可以有计划地补充营养，调理饮食。

而且，在 5~6 月份怀孕就意味着宝宝会在第二年的春天出生，这样既可以避开寒冷干燥的冬季，又可以避开炎热闷湿的夏季，那宝宝得感冒和脱水热的概率就会大大减少。

较佳日子

排卵日当日及前 3 天或后 1 天较佳。排卵日在下次月经来前的 14 天左右，大约就是月经周期的中间。

美好时刻

人体的生理现象和机能状态在一天 24 小时内是不断变化的。早 7~12 时，人的身体机能状态呈上升趋势；下午 1~2 时，是白天里人体机能最低时刻；下午 5 时再度上升，晚 11 时后又急剧下降。一般来说，晚 9~10 时是同房受孕的最佳时刻。而且此时同房后，女性长时间平躺睡眠有助于精子游动，增加精子与卵子相遇的机会。

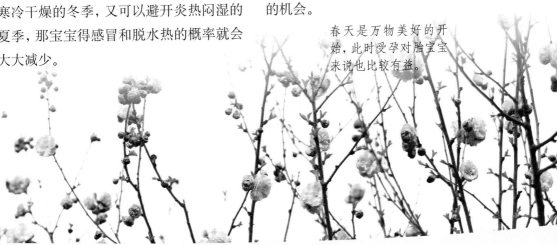

春天是万物美好的开始，此时受孕对胎宝宝来说也比较有益。

完美准爸爸训练营： 下班后早早回家，精心布置一下爱的小窝，并准备一顿温馨的晚餐，给孕妈妈一个大大的惊喜。

第15~16天 精子和卵子的浪漫相遇

我们的宝贝：你是一粒小小的蒲公英种子，随风而走，越过了荒芜、干涸，终于飘落进一片向阳的黑土。

生命是一个伟大的奇迹，是一次华丽的蜕变，是一段浪漫的征程，是一日温馨的邂逅。一棵破土而出的幼苗，一只忙碌觅食的蚂蚁，一张寂静无声的蛛网，一朵乘风飞翔的蒲公英，每一个容易被忽视的场景背后，都孕育着强大至不可阻挡的生命的力量。

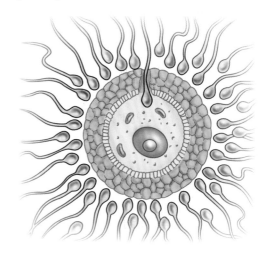

只为与你邂逅

精子在女性体内最多只能存活4天，而48小时后就已经开始老化了。如果卵子在4天后才姗姗来到输卵管，精子已经死了。而卵子则是排卵6小时后开始老化，12小时后即死亡。也就是说，在女性排卵前2~3天或在排卵的当天同房，精子与卵子结合的可能性会非常大。

幸运的第一名

当性交后，精子的大部队会争先恐后地往前冲，也许它们知道，胜利只属于第一名。经过层层障碍，几亿名的队伍到达卵子周围时已不足200名。精子的头部可分泌一种特殊的酶，只有遇到卵子才会释放出来，去溶解卵子的外壳，帮助精子头部进入卵子内同卵子的核融合。当获得第一名的精子穿透卵细胞外层的透明带时，卵子立即就会释放一种化学物质，透明带即发生生化反应，能把其他精子全部阻隔在外面。

奇妙的生命之旅

精子与卵子一旦结合，数小时后，这个细胞复制了DNA的物质，并一分为二。在你的腹中，神奇的生命之旅由此开始了。

完美准爸爸训练营：戒除烟酒，坚持锻炼，为培育优质精子而努力，因为怀孕不只是女人的事情。

第 17~18 天 和烟、酒、茶、咖啡说再见

我们的宝贝："人生得意须尽欢，莫使金樽空对月"的日子已经一去不复返了，从今天起，我们要为小小的你勾画美好的幸福人生。

烟、酒、茶、咖啡都不利于胎宝宝生长发育，这些常识即将为人父母的孕妈妈和准爸爸一定要非常清楚。为了宝宝，即使你在无法控制自己的时候，也必须命令自己远离这些东西。

告别酒精

男性饮酒后精子受到酒精的影响质量会降低，而这样的精子与卵子结合成的受精卵所发育成的婴儿，智力、体力都会明显低于正常婴儿，会导致所谓"星期天婴儿症"。女性饮酒，则可能会造成胎宝宝的生理缺陷，发生流产、早产，而幸存下来的胎宝宝也易智力低下、发育不良或五官畸形等。因此，夫妻双方要至少戒酒一个月后再受孕。

吸烟的危害

孕前，夫妻双方至少提前3个月戒烟。女性无论是主动吸烟或被动吸烟，都会增加胎宝宝先天畸形的发生率；可能会引起胎宝宝缺氧，造成流产、早产；还有可能造成胎宝宝发育迟缓，智力低下。所以为了宝宝的健康考虑，夫妻双方都不要再吸烟了。

杜绝咖啡因

备孕期间，还是对咖啡、可乐、茶等含咖啡因的饮料说再见吧。

咖啡因是一种能够影响女性生理变化的物质，可以在一定程度上改变女性体内雌激素、孕激素的比例，有可能会影响受孕。另外，咖啡因对胎宝宝也有着很大的危害，如影响胎宝宝的骨骼发育，诱发胎宝宝畸形，甚至会导致流产。

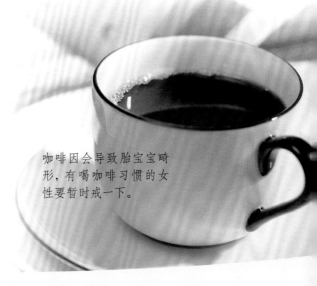

咖啡因会导致胎宝宝畸形，有喝咖啡习惯的女性要暂时戒一下。

完美准爸爸训练营： 为了宝宝的健康，准爸爸一定要积极配合孕妈妈的四戒（戒烟、戒酒、戒茶、戒咖啡）活动。不管多么艰难，准爸爸都要坚持。相信，你的努力一定会使孕妈妈和胎宝宝大为感动。

第 19~21 天 预产期的计算

我们的宝贝：亲亲你我的小天使，爸爸妈妈望穿秋水，只为你的降临！

"亲亲你我的宝贝，我要跨过高山，寻找那已失踪的太阳，寻找那已失踪的月亮。"从孕妈妈得知怀孕的那一天就急切想要知道宝宝降临的日子，因为这个特殊的日子将彻底改变孕妈妈和准爸爸的生活，为他们带来如阳光般的温暖，如月光似的恬静。

最有意义的数学公式

孕妈妈的整个怀孕期从末次月经的第一天算起，共 280 天，即 9 个月又 7 天。那么孕产期的计算公式：阳历预产期月份 = 末次月经的月份 +9/-3；预产期日期 = 末次月经日期 +7。例如你的末次月经是

假如孕妈妈末次月经第一天为 3 月 9 日，预产期就是 12 月 16 日。

5 月 1 日，那么你的阳历预产期月份则是 5-3=2，日期是 1+7=8，即次年 2 月 8 日。

就是这样简单的加减公式，却可以决定你一生中最重大的日子。幸福的孕妈妈快来算一算，你的宝宝将在哪一天出生。也许从那一天起你和准爸爸的生活就会因此增加许多东西，同时也会因为宝宝的降临而不得不舍弃一些东西。这就是生活的加减法：平淡+小无奈-小自由+大甜蜜=幸福。

提前或推迟都属正常

孕妈妈根据自己末次月经的日期推算出的预产期，并不是百分百精确的。因为这个计算公式具有太多个性因素，比如末次月经期的记忆不准确、宝宝发育速度的不同、孕晚期活动量的不同等，这些都会影响预产期的精准度。一般来说，提前或推后两周都是正常的。

完美准爸爸训练营：和孕妈妈一起回忆美好的"性"福往事，帮助孕妈妈计算精确的预产期。有了准爸爸的积极参与，怀孕和生产将不再是孕妈妈孤军作战，这会大大增强孕妈妈的安全感。

第22~23天 排除各种安全隐患

我们的宝贝：让爸爸和妈妈成为一把伞、一堵墙，为你遮挡所有的危险侵袭。

不管是在家里还是在单位，孕妈妈都应该仔细排除各种安全隐患，为腹中小宝宝的成长提供一个安全健康的环境。

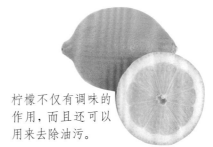

柠檬不仅有调味的作用，而且还可以用来去除油污。

自来水

你饮用的大部分自来水是安全的，但如果你所居住的地区水质有问题，最好饮用瓶装水或者过滤之后的水。现在的过滤器功能相当完善，可以有效地过滤自来水中的铅及其他有害化学物质。

微波炉

对于怀孕早期的孕妈妈，微波炉可能是一个敏感的刺激。高强度的微波可致胎宝宝畸形、流产，所以孕妈妈尽量不要用微波炉。如果一定要使用微波炉的话，那么就请人代劳吧，相信很多人会乐于伸出援手的。

清洁用品

请避免使用所有的液化气体喷雾器，烤箱和炉子的清洁剂，特别是有强烈气味的产品，如含氯和氨的产品。千万不要把漂白剂和氨、醋或者其他清洁剂混用，因为这将会产生化学反应和有毒气体。其实，你可以使用"绿色"清洁剂来解决问题，如苏打粉、醋、柠檬、食盐等。

电脑

孕1~3月，最好冷落电脑，与它保持距离。如果必须上机的话，与屏幕保持一臂的距离。孕3月后，胎宝宝的基本发育已经完成，你可以和电脑恢复良好邦交了，但也不要整日坐在电脑前。

杀虫剂

如果化学药剂强到可以杀死一群虫子，那么对胎宝宝可能就不太安全了。如果你一定得解决家中的虫害，最好离家几天。如果邻近公寓或者上风处的房子正在喷杀虫剂，也先离开一段时间，至少到你再也闻不到味道为止。

完美准爸爸训练营： 包揽洗刷锅碗和洗衣服等家务，让孕妈妈下班后能得到充分的休息，是每一个体贴的准爸爸义不容辞的责任。

第 24~25 天 远离小动物

我们的宝贝：你像一粒藏在土壤中的种子，悄悄地扎根其中，孕育着强大的生命力。

你饲养小动物了吗？如果有，无论它多么可爱，都该寻思为它另觅"人家"了。因为你和它嬉戏的时候，很有可能会感染上一种叫作弓形虫的寄生虫。

可怕的弓形虫

小动物身上会寄生一种叫作弓形虫的寄生虫，这种小原虫是我们肉眼所看不到的，一旦感染上，就会引起弓形虫病。这种疾病对孕妈妈而言非常危险，孕妈妈一旦受到感染，病原可以通过胎盘感染给胎宝宝，直接影响胎宝宝发育，致畸严重，这已经成为人类先天性感染中最严重的疾病之一。尤其是在怀孕前 3 个月，一旦发生先天性感染，大约 40% 的胎宝宝可能有严重损害，出现流产或新生儿疾病。

传播途径

猫猫、狗狗就是弓形虫常见的携带体，其中又以猫最为突出。研究表明，一只猫的粪便中每天可以排泄数以万计的弓形虫卵囊，那么在你养猫的过程中，就不可避免地会接触到这些弓形虫卵囊，所以导致病毒感染的概率就会非常高；接触了猫的唾液或者饮用了受污染的水、食用受污染的食物，都有被感染的危险。

如果你对可爱可怜的小宠物无法割舍，那就去做 TORCH 化验，化验结果如果显示你已经感染过弓形虫并产生抗体，那你可以继续让小宠物待在家里。如果你的体内还没有弓形虫抗体，你就要格外注意远离小宠物的食盆和粪便，因为这些东西是弓形虫的主要源头。

因此，虽然恋恋不舍，但还是应在孕前至少 3 个月，将心爱的宠物送走吧！

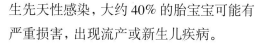

狗狗身上的弓形虫可能会对胎宝宝造成很严重的伤害。

完美准爸爸训练营：如果家里的小宠物，恰巧是属于孕妈妈，那么准爸爸一定要费心为它寻找一个好人家，好让孕妈妈放心。如果它是属于家中其他成员的，那么，准爸爸要做好说服工作，并设法将小宠物和孕妈妈隔离开。

第 26~28 天 千万别乱用药了

我们的宝贝：心若有灵犀，又何须意会指点。尽管还没有什么能证明你的到来，但我知道你就在那里。

怀孕后，吃喝休息都不是一个人的事情了，吃药更是一件值得重视的大事，孕妈妈和准爸爸一定要慎之又慎。

影响胎宝宝的药物

孕早期是胎宝宝生长发育的关键期，尤其是孕 3~8 周内，此时胚胎对于药物的影响最为敏感，致畸药物可产生致畸作用，但不一定引起自然流产。此时应根据药物毒副作用的大小及有关症状加以判断，若出现与此有关的阴道出血，不宜盲目保胎。

影响胎宝宝的常见药包括激素类药物、抗生素、安眠药、止吐药、感冒药、吗啡、壮阳药、利尿药等。这些药物在一定程度上都会影响胎宝宝的生长发育，严重的可能会导致畸形或流产。

服药期间怀孕如何处理

如果孕妈妈在服药期间意外怀孕了，先不要惊慌。孕妈妈可将自己的服药史和最近服用的药物名称、用量等详细情况告知专业妇产科医生，请医生帮助判断胎宝宝的发育状况以及是否有必要终止妊娠。

怀孕期间感冒怎么办

孕妈妈在怀孕期间最容易得的病就是感冒。所以孕妈妈一定要照顾好自己，注意保暖，注意多喝水，要保证营养均衡，还要多休息，这样才能有效预防疾病。如果不小心感冒了，孕妈妈可以喝一些葱白红糖姜水，并注意休息，可很好地缓解病症。即使孕妈妈感冒非常严重也不要擅自用药，可及时到医院诊治。

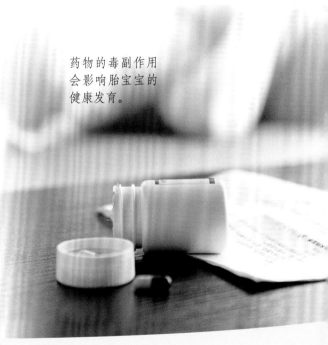

药物的毒副作用会影响胎宝宝的健康发育。

完美准爸爸训练营：准爸爸在照顾好孕妈妈的同时，也要照顾好自己，不要给自己太大的压力。准爸爸可是家里的顶梁柱，所以，准爸爸自己的健康也很重要啊！

孕2月 亲爱的，我有了

在你像往常一样吃饭工作的时候，只有你明白自己心中藏着的小小期待，每天都驻扎在你的心里，让你悸动不安；你放弃了每天必喝的咖啡，放弃每周必去的酒吧，当身边的朋友在调侃这是你告别年轻的预兆的时候，只有你明白那个不变的守候；每天早晨，你期盼那张小小的神秘试纸能给你一个惊喜，向你发出"胜利"的讯息，虽然很多次它宣告的是"失败"，可你却屡败屡战……

经过了长达半年的备孕期，在你完全不知情的情况下，羊膜囊（装着发育中的胚胎）、羊膜腔（位于子宫内，包含着羊膜囊、羊水）和卵黄囊（将发育成宝宝的消化道）已发育完毕。通过试孕纸，他（她）正式通知你——"妈妈，我来了"。别光顾着自己高兴而忘了这一切还有另外一个人的功劳，幸福的孕妈妈请大声告诉准爸爸："亲爱的，我有了！"

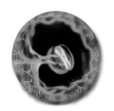 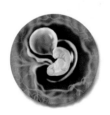 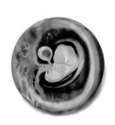 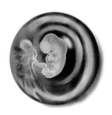

第 5 周　　　　　第 6 周　　　　　第 7 周　　　　　第 8 周

第 29 天 第 2 个月的产前检查

我们的宝贝：我们听不见天使的脚步，因为他们都有一双美丽的翅膀。你的到来是悄无声息的甜蜜。

从这个月开始，孕妈妈和准爸爸就清清楚楚地知道小生命的存在了。沉浸在喜悦中的孕妈妈和准爸爸要再接再厉哦，因为胎宝宝的健康和幸福是你们毕生最大的事业。

此月的产前检查，孕妈妈可能会做的项目

☐ 腹部检查

☐ 子宫检查（宫底高度、胎位）

☐ 血色素及血细胞比容的检查（检查是否有贫血现象）

☐ 营养方面的咨询

☐ 体重及血压检查

☐ 验尿

☐ 与医生讨论你的感觉和关心的问题

读懂你的产检报告

胎囊：只在孕早期出现，位于子宫的宫底、前壁、后壁、上部或中部，形态圆形或椭圆形、清晰的为正常。不规则形、模糊，位于子宫下部的为异常。伴有腹痛或阴道流血时，则有流产的征兆。

胎芽：孕 2 月做 B 超检查，可以看到胎芽表示妊娠正常。

胎心：孕 2 月，通过 B 超检测到胎心说明妊娠正常。

胎盘：胎囊消失后，见到月牙形的胎盘形成说明妊娠正常。

完美准爸爸训练营：准爸爸抽个时间陪孕妈妈一起去做产检吧，切忌不要抱怨这些事情很麻烦，因为在孕妈妈看来这可是件幸福而神圣的事情。

第 **30** 天 验孕有讲究

我们的宝贝：你是一颗快乐的种子，在妈妈温暖的子宫里发芽成长。通过连接你我的脐带，你通过每一个细胞向我宣告你的到来。

孕2月

药店有多种验孕试剂——验孕试纸、验孕卡、验孕笔、验孕棒……都是大同小异，我们只需关注显示区域中是否呈阳性（显示两条道道），即可知是否怀孕了。

验孕试剂也可能失效

已怀孕，但验出来显示没有怀孕，即验孕试剂不够敏感。可能是因为验孕试剂过期、药剂已失效，或是因为厂商使用的药剂有问题。未怀孕，但验出来显示怀孕，为验孕试剂太灵敏。有些试剂因为太敏感，即使量少也可能呈阳性反应，而让使用者误以为怀孕。

检验时间不正确

太早验与太晚验，都可能使检验结果不正确。有些孕妈妈在行房后2~3天就检验，往往验不出正确的结果。有些孕妈妈则在怀孕一段时间后才验。因为绒毛腺促性腺激素值会随着怀孕周数增加而增加，例如10周后，数值即可能达到10万以上，而一般的验孕试剂在超过一定的数值后就验不出来。

如何正确验孕

最好用不同品牌的验孕产品试一下；还可到妇产科检查，必要时还要抽血检查。另外，怀孕大约到6周（从上次月经来时第一天算起）以后，可以用超声波看看胚胎是否位于子宫内。

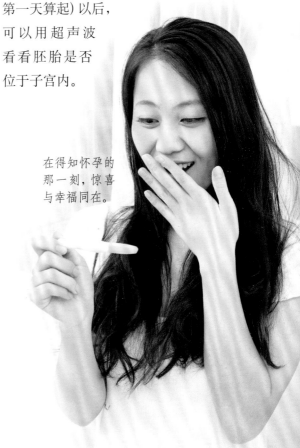

在得知怀孕的那一刻，惊喜与幸福同在。

完美准爸爸训练营：给下班回家的孕妈妈准备一份鲜美可口的苹果汁，让酸酸甜甜的味道赶走她一天的疲劳吧。

st

第31天 怀孕好处多

我们的宝贝：再肥沃的土地，如果没有种子在那里生根发芽，也会变成荒芜的沙漠。

随着胎宝宝的慢慢发育，孕妈妈可能会有越来越多的不适。心情有点低落的孕妈妈可能还不知道，怀孕其实对女人的身体还有很多益处呢！

治痛经

很多女性都被痛经困扰过，有的甚至会痛至呕吐、晕厥。而产后不久，女性的月经又会恢复。但是，这次却有一个可喜的变化：令人烦恼的痛经减少，甚至消失了。原来，在孕育宝宝的过程中，女性的身体如子宫、乳房会经过再次发育，内分泌也能得到自发的调节，痛经现象自然也会得到改善。

增强免疫力

有关研究表明，女性在其一生中如果有一次完整的孕育过程，就能增强免疫力，这种免疫力主要是针对妇科肿瘤的。许多妇产科大夫发现，未生育的妇女易发生激素依赖性疾病，如子宫肌瘤、子宫内膜异位症，同时未生育妇女的卵巢良性肿瘤及卵巢癌的发生率亦高于生育过的妇女。

强壮股骨

美国有一项研究发现，女性每生育一次，就有助于降低9%的骨折风险。科学家推论，女性在怀孕过程中体位发生自然改变，身体的施力点产生了变化，影响到股骨支撑的力学结构，最终强化了这类女性的股骨支撑，因而让妈妈们拥有更加强壮的股骨。

更加美丽

生活中，常见有些女性怀孕后变得容光焕发。而产前产后经过细心调理，这种美丽会一直延续下去。主要是因为孕期女性基础代谢会增加，身体的内分泌能得到更好的调节，雌激素水平高，导致皮肤更光洁、弹性更好。

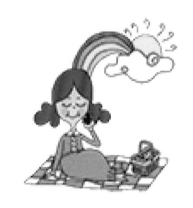

完美准爸爸训练营：上班前给孕妈妈一个甜蜜的告别吻，别因为怀孕这件事减少夫妻间的亲密行为。

第 **32** 天 暂时告别性爱

我们的宝贝：在冬天到来的时候，燕子南飞、花朵凋零、绿叶枯萎。这是因为它们都在为来年的春天孕育生机。

每个孕妈妈的体质不同，胎宝宝的发育情况也会截然不同。有时候可能一些小碰撞也会引起孕妈妈流产，所以为了宝宝的安全，请暂时告别性爱吧。

危险的孕早期

孕早期是指怀孕的前 12 周，在此期间，胎盘尚未发育完善，保护胎盘的孕激素分泌液不足，是流产的高发期。尤其是有过流产史或胎盘前置的孕妈妈更要格外注意，严禁激烈运动和重体力活。

性爱不仅仅是一项剧烈的运动，它所带来的高潮会引发孕妈妈强烈的子宫收缩，可能会造成胎盘剥离、子宫出血等状况，对胎宝宝和孕妈妈的健康都十分有害，因此处于孕早期的孕妈妈和准爸爸应避免性爱。

无性有爱

告别性爱不代表孕妈妈和准爸爸之间不可以有亲密的动作，更不是说他们必须要保持距离。恰恰相反，正因为孕妈妈和准爸爸在这段时期不能性爱，他们才更应该通过其他方式表达对彼此的爱。一朵美丽的花，一个轻轻的吻，一个暖暖的拥抱，都可以增进彼此之间的情感，更能为宝宝营造一个温馨的成长环境。

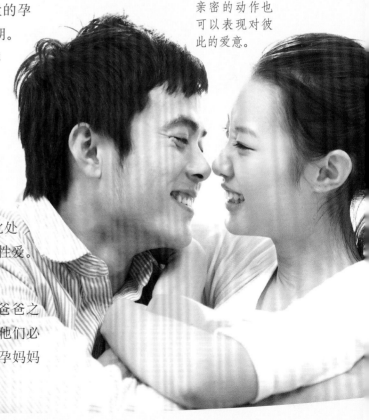

亲密的动作也可以表现对彼此的爱意。

完美准爸爸训练营：养育宝宝并不只是孕妈妈一个人的事情，不要让孕妈妈感觉这是她必须独自去面对的问题。所以，准爸爸要不时地向孕妈妈传达一个信息，所有的问题你都会和她一起面对，帮她分担。

第33天 和化妆品说再见

我们的宝贝：当你像蝶蛹一样静静酣睡的时候，一朵芳香四溢的鲜花却招来了蜘蛛和黄蜂，妈妈愿做一片宽厚的绿叶，成为你最安全的栖息之地。

许多孕妈妈不管出于工作原因还是个人喜好，在怀孕前都有用化妆品的习惯，但现在孕妈妈已不是一个人了，还要多顾及一下腹中的小宝贝，很多化妆品中的化学成分会影响到孕妈妈自身健康和胎宝宝的生长发育，所以孕妈妈要谨慎使用化妆品，没有特别需要时尽量不化妆，要知道怀孕中的女性是最美的。

口红会对胎宝宝造成伤害。

口红

口红是由各种油脂、蜡质、颜料和香料等成分组成的。其中油脂通常采用羊毛脂，羊毛脂除了会吸附空气中各种对人体有害的重金属微量元素，还可能吸附大肠杆菌进入体内，而且还有一定的渗透性。孕妈妈涂抹口红以后，空气中的一些有害物质就容易被吸附在嘴唇上，并随着唾液进入体内，使孕妈妈腹中的胎宝宝受害。因此，孕妈妈最好不涂口红。

眼线

一般的眼线笔、眼线膏、眼线液中都含有重金属和化学元素等有害物质。其中的助染剂氢氧化铵是一种具有腐蚀性的化学物质，而且该物质具有催泪性，对眼睛十分不好。所以孕妈妈一定要舍弃。

美白祛斑品

皮肤增白及祛斑类化妆品中，含有无机汞盐和氢醌等有毒的化学药品，易被正常皮肤吸收，这些有毒物质经母体胎盘转运给胎宝宝，使细胞生长和胚胎发育速度减慢，导致胚胎异常。为了宝宝的健康，孕妈妈最好不要用美白祛斑的化妆品，尤其在孕前3个月内。

完美准爸爸训练营：习惯了化妆的孕妈妈此时不得不裸妆外出，心中不免少了许多自信，准爸爸的称赞会给孕妈妈无限的鼓励和力量。不要吝啬你的赞美，诚恳地赞美她的美丽吧！

第 34~35 天 小胎盘的大作用

我们的宝贝：你的小心脏已经开始"扑通——扑通"地跳动了，这欢快的音符让妈妈身体里的每一个细胞都欢呼雀跃。

虽然，建造胎盘的准备工作在两个月前已经开始了，但是直到今天，胎盘才开始形成。胎盘对胎宝宝来说具有十分重要的作用。

呼吸功能

胎盘把氧气通过母体内的血液送给胎宝宝，再把胎宝宝血液中的二氧化碳送回母体排出，担负着胎宝宝呼吸器官的功能。

输送养分

胎盘像一个复杂的"运输机器"，能运送胎宝宝生长发育所需的糖分、氨基酸及微量元素等。胎盘还能将母体内的抗病物质（免疫物质）通过胎盘输送给胎宝宝，其强大的免疫力能发挥到胎宝宝出生后6个月。

排泄功能

胎宝宝的代谢废物，如尿液中的尿素，以及造成新生儿黄疸的胆红素等，都会通过胎盘，经由母体排出体外。故从这

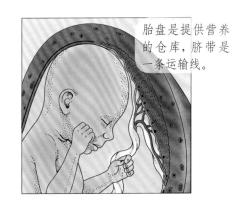

胎盘是提供营养的仓库，脐带是一条运输线。

个角度看，胎盘还具有排泄功能，类似于肾脏的功能。

抵挡病毒

胎盘有抵御细菌、病毒等有害物质侵入胎宝宝体内的功能。但风疹病毒、巨细胞病毒、流感病毒等十几种病毒仍然可以通过胎盘侵害胎宝宝。

调整激素

不同阶段胎盘分泌相应的激素，以保障胎宝宝发育。如孕初期，以分泌绒毛膜促性腺激素为主，同时分泌黄体酮和雌激素，至妊娠足月时又分泌促使宫缩发动、胎宝宝娩出的激素。

完美准爸爸训练营：如果孕妈妈有流产史，那么现在保胎对孕妈妈来说非常重要。准爸爸可以到医院中医处开一些安全的保胎药，煎熬后给孕妈妈服用。

第 **36** 天 远离二手香水

我们的宝贝：你现在的大小像一颗嫩绿的小豌豆了，再过不久，你可爱的小下巴和小耳朵就会慢慢长出来。

据资料显示，目前大多数香水含有 50~150 种成分，其中，许多香水中添加的化学香料（或称人工香味）都具有一定的毒性。虽然孕妈妈已经不使用香水了，可是却不能杜绝身边的人使用香水。其实，这种"二手香水"的危害并不亚于孕妈妈直接使用香水。

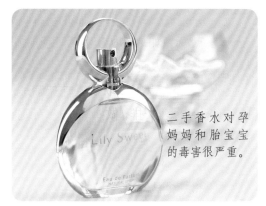

二手香水对孕妈妈和胎宝宝的毒害很严重。

"二手香水"毒性大

一般地说，把从别处沾染在身上的或自身所处环境里有刺激性的香水味道，称为"二手香水"。很多人对"二手香水"的间接过敏反应和"二手烟"很相似，尤其是封闭环境中，味道过于强烈容易使喷洒香水的人和吸入"二手香水"的人出现头晕、流泪、喉咙痛等症状。

"二手香水"对孕妈妈的危害

对孕妈妈和胎宝宝来说，"二手香水"可能要比"二手烟"更加令人担忧。有人认为，孕妈妈体内激素水平变化较大，使用香水更容易发生过敏，所以妊娠期应远离香水。曾有一位孕妈妈在使用了香水后，

涂过香水的皮肤很快变红发热，几天后开始发黑。医生告诫：孕妈妈在妊娠期身体会发生各种变化，平时没有问题正常使用的香水，孕期使用也可能会出现问题。

"二手香水"对胎宝宝的伤害

孕期和哺乳期母亲接触"二手香水"，还会影响到胎宝宝。比如：对孕妈妈而言，香水中的有毒成分会影响胎宝宝的正常发育；对哺乳期的母亲来说，香水中的有害化学成分会通过乳汁妨害婴儿健康。

因此孕妈妈要拒绝使用香水，并且远离"二手香水"的危害。

完美准爸爸训练营： 在家里摆放一些香气浓郁的水果，比如苹果、橘子、橙子、菠萝等，为习惯香水味道的孕妈妈营造一个芬芳馥郁的家居环境。

第**37**天 "生" 与 "升"

我们的宝贝：你的小心脏里的4个心腔已经有了最初的模样，看起来像一个心形的巧克力盒子。

事业与孩子总是已婚的职业女性面临的艰难选择。如果你从事的是普通的工作，可以根据个人身体状况来决定怀孕后是否继续工作。有很多职业女性将家庭、事业进行了合理安排，做到了怀孕、工作两不误。

但是一些不利于优生优育的工作岗位，孕妈妈应尽早调离。

化工生产工作

化工生产工作，经常接触化学毒物，或经常接触铅、镉、甲基汞等重金属，会增加流产和死胎的危险性。

经常接触辐射的工作

经常接触辐射的工作要远离。辐射虽然看不见摸不着，但它对孕妈妈和胎宝宝的损害却很严重，如医疗或工业生产放射室、电离辐射研究以及电视机生产等。

医务工作

在传染病流行期间，医务人员容易因密切接触患者而被感染，而风疹病毒、流感病毒、麻疹病毒、水痘病毒对胎宝宝的发育影响较为严重。

其他

高温作业、振动作业、在噪声环境中工作、长期站立的工作，怀孕期间应尽量避免从事。

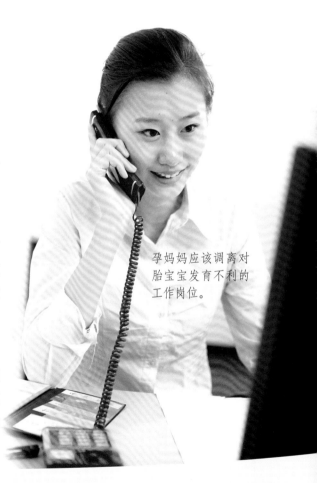

孕妈妈应该调离对胎宝宝发育不利的工作岗位。

完美准爸爸训练营：孕妈妈在工作的取舍上不论如何选择，准爸爸都要表示支持和理解，千万不要用经济压力来左右孕妈妈的决定。

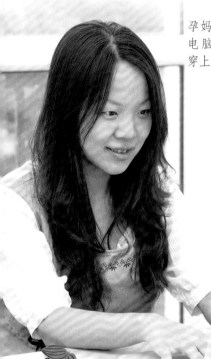

第 **38** 天 防辐射服怎么买

我们的宝贝：你像一个饱满的小蚕豆，慢慢长出体节，不久后，它们就会变成你的小脑袋和身体。

防辐射孕妇装真能防辐射吗？防辐射服中的金属纤维确实能对电脑、手机等电磁波辐射起到一定的阻挡作用，但若遇上红外线、超声波、核辐射、X 光等，金属纤维还是无能为力的，所以孕早期的孕妈妈还是应远离那些高辐射的电器。

孕妈妈在使用电脑时，最好穿上防辐射服。

防辐射值不必过高

作为防辐射服装，首先要有服装的基本性能，如可洗涤，透气性，舒适性，同时要能满足对家电的防辐射。如防电脑、微波炉等一般家用电器的辐射，15dB 即可。有些人认为防辐射服能阻挡手机辐射的就是好的。而目前可以阻挡手机辐射的防辐射服一般 dB 值大于 60，其实不必追求防辐射服能阻挡手机辐射，满足一般家电防辐射性能（15dB 左右）即可。

防辐射服怎么选

一般防辐射衣服包装内会附有一小块面料供你检测，用火烧之后会变成金属网状结构；在电脑前拨打手机，电脑屏幕会闪烁振动，这时用防辐射服挡住手机，看这种干扰是否会迅速消失；要买正规厂家生产的，有权威检测报告的产品；如果只是一般的防辐射，肚兜就可以，而且适合任何季节。如果周围辐射较强，如经常接触电脑或电器，则可以选择马甲。

完美准爸爸训练营：陪孕妈妈去逛商场，帮她挑一件漂亮称心的防辐射服。另外准爸爸可以用防辐射服将手机包裹住，如果手机的信号被屏蔽了，则证明防辐射效果良好。

孕**2**月

第39天 营养要均衡

我们的宝贝：你的脸已经长出大致的轮廓了，我想将来这肯定是妈妈眼中最美丽的面庞。

饮食对孕妈妈来说已经不再是一个人的事情，所以孕妈妈不能再随心所欲了。不管孕妈妈之前的饮食习惯是怎样的，从现在起，孕妈妈必须要养成不挑食、不偏食的好习惯。

主食

主食的主要成分是碳水化合物，它是能量的主要来源。另外，人体储备的碳水化合物非常少，所以必须通过摄入主食来维持肌肉和大脑所需要的能量。如果长期不吃主食，则会导致贫血、昏迷甚至失忆。

蔬菜

蔬菜中的矿物质、维生素和膳食纤维，不仅是人体维持正常活动不可缺少的成分，而且还具有很好的保健功能，对疾病的预防也有一定作用。例如香菇中含有的维生素 B_4 可以很好地提高孕妈妈的免疫力，番茄特有的番茄红素有抗氧化损伤和保护血管内壁的作用，胡萝卜中富含的可溶性纤维素可以保护眼睛，圆白菜含有的丰富的叶酸能促进胎宝宝的发育。

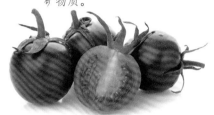

酸酸甜甜的番茄含有丰富的维生素和矿物质。

水果

水果含有丰富的维生素、叶酸和微量元素，不仅可以促进胎儿的发育，而且具有延缓衰老，美白肌肤，清肠排毒等作用，例如红枣富含钙、铁，可以补中益气，养血安神；苹果含微量元素铬，可以稳定人体血糖，且有美容养颜的作用；猕猴桃含有丰富的维生素 C，能促进食欲。

肉类

肉类含有丰富的蛋白质和 B 族维生素，对人体也十分有益，但孕妈妈的肠胃功能削弱，所以不宜过多食用。另外深海鱼类的肉大多含重金属，孕妈妈要谨慎选择。

完美准爸爸训练营：学做一道适合孕妈妈的蔬果沙拉，作为容易饥饿的孕妈妈的主打加餐。简单且富含营养的清淡口味，相信她会喜欢。

第40天 腹痛别掉以轻心

我们的宝贝：你眼睛内的晶状体正在慢慢形成，它可以让你看见晶莹剔透的小水滴和随风摆动的含羞草。

会有下腹隐隐作痛的感觉，这正常吗？一般来说，孕早期子宫因怀孕而变大，会由于其韧带受拉扯产生轻微的腹痛，这种情况通常会在2~3周后消失，孕妈妈不必担心。

如果腹痛较严重、具有持续性且伴有阴道出血，孕妈妈就一定要重视起来，因为这种腹痛也有可能是病态引起的，如流产、子宫肌瘤等，因此要及时就医。

宫外孕

宫外孕指的是受精卵在子宫以外的其他位置着床、生长发育。这种胚胎除了因发育位置不对而无法正常成长之外，也会引起母体的病变和伤害。

宫外孕症状可归纳为三大症状，即：停经、腹痛、阴道出血。当孕妈妈出现以上症状时应考虑是否发生了宫外孕，并且要及时处理与治疗。

子宫肌瘤

子宫肌瘤可能在怀孕期间长大，对怀孕的影响包括肌瘤变性坏死、肌瘤扭转及直接干扰胎宝宝发育或阻碍生产等。这种疼痛通常来得突然，且痛点固定不变，属于局部疼痛。但怀孕期间只能以止痛药的支持疗法加以控制。

卵巢肿瘤

如果怀孕时发现有卵巢肿瘤，请与妇科医师保持密切联系，一旦有绞痛、腹部不适、腹部异常膨大、腹水等情况发生，必须尽快就医。

急性阑尾炎

受到子宫膨大的影响，盲肠位置会随着怀孕周数增加而向上推挤，因此，疼痛的位置也会随之改变。早期症状包括右下腹部压痛、恶心、呕吐、腹部肌肉紧绷等，随着怀孕周数增加，急性阑尾炎的典型症状会越来越不明显。因此，腹痛时一定不能忽视。

完美准爸爸训练营：写一封甜蜜的情书给孕妈妈，这些曾经熟悉的细节会带给孕妈妈和准爸爸意想不到的幸福。

第 41~42 天 保胎的好习惯

我们的宝贝：你的形状像一只跃出水面的小鲤鱼，脑袋和尾巴努力地靠在一起，你的两只胳膊正好像小鲤鱼的鳍。

孕 **2** 月

除夫妇双方染色体异常、子宫先天畸形这类先天因素外，还有许多后天因素可导致流产。

远离指甲油

指甲油以及同类化妆品往往含有一种名叫酞酸酯的物质。这种酞酸酯若长期被人体吸收，不但对人的健康十分有害，而且容易引起孕妈妈流产及胎宝宝畸形，尤其是男孩，更容易受"伤害"，会影响到男宝宝生殖系统的健康发育。

不要和宠物"亲密接触"

猫狗身上潜藏着病毒、弓形虫、细菌等，孕妈妈感染后，可经血液循环到达胎盘，破坏胎盘的绒毛膜结构，可导致胚胎畸形甚至流产。

远离电磁辐射

孕早期，如果孕妈妈每周用电脑20小时以上，流产率和胎宝宝致畸率将大幅度增加。因此每天用电脑的时间尽量控制在 2 小时以内，并注意做好防护措施。

远离噪声

孕妈妈受噪声影响可使胎心加快，胎动增加，对胎宝宝极为不利。高分贝噪声可损害胎宝宝的听觉器官，并使孕妈妈内分泌功能紊乱。

孕早期，孕妈妈更要多加注意，不要吸烟、酗酒、乱服药物以及进行无节制的性生活等，远离这些不好的生活习惯，给胎宝宝创造一个更加健康的生长环境。

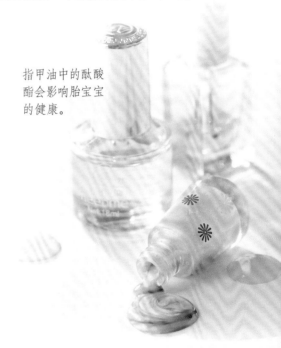

指甲油中的酞酸酯会影响胎宝宝的健康。

完美准爸爸训练营：准爸爸要督促孕妈妈养成良好的生活习惯，并对孕妈妈实行家庭监督和远程（电话、短信等）提醒。

第43天 噪声污染别忽视

我们的宝贝：你的耳蜗开始发育，等将来拥有了一双灵敏的耳朵后，你就会听见清晨小鸟欢快歌声和夏日午后不绝于耳的蝉鸣。

刚刚怀孕这几个月里，孕妈妈都知道要小心地避开对胎宝宝不利的环境。其实，你知道吗，在遗传因素正常的前提下，环境因素对胎宝宝的智力发育也起到非常重要的作用。噪声作为外环境的一种，对孕妈妈和胎宝宝的神经系统、心血管系统、胃肠功能以及情绪都将产生不良影响。

音量	影响
0~20分贝	很静、几乎感觉不到
20~40分贝	安静、犹如轻声絮语
40~60分贝	一般、普通室内谈话
60~70分贝	吵闹、有损神经
70~90分贝	很吵、神经细胞受到破坏
90~100分贝	吵闹加剧、听力受损
100~120分贝	难以忍受、待一分钟即暂时致聋
120分贝以上	极度聋或全聋

噪声对孕妈妈危害

噪声可影响孕妈妈的中枢神经系统的机能活动。如果孕妈妈每天接触50~80分贝的噪声2~4小时，便会感到烦闷、紧张，呼吸和心率增快，心肺负担加重；头痛、失眠；消化功能受损、免疫力下降，易患病毒或细菌感染性疾病。

噪声对胎宝宝的危害

噪声污染可导致新生儿体重减轻及先天性畸形。

胎儿内耳蜗处在生长发育阶段，极易遭受噪声损害，大量低频率噪声可进入子宫被胎儿听到，影响耳蜗发育。胎儿内耳受到噪声影响，可影响大脑的发育。

远离噪声

妊娠期理想的声强环境是10~35分贝。必要时可临时调换居住地点，如躲开机场。周末不要到交通拥挤、人流量大的闹市区去，更不要去歌舞厅等喧闹嘈杂的娱乐场所。

完美准爸爸训练营：早晨起床，放一首《森林狂想曲》来叫醒孕妈妈和胎宝宝，让他们在欢快淳朴的自然之声中开始一天的活动吧。

第**44**天 消除口中异味

我们的宝贝：你现在已经开始长舌头了，通过它，你才能享受酸酸甜甜的果汁和清脆爽口的蔬菜沙拉。

虽然是在这个特殊的时期，但追求完美的你一定不能忍受嘴里有怪味，这里教你几招让怪味跑光光的窍门。

清洁舌苔

当嘴巴出现怪味时，在刷牙后可以顺便清洁一下舌苔，并彻底清除残留在舌头上的食物，有助于消除口腔内的异味，并可恢复舌头味蕾对于味道的正确感觉，而不至于对食物口味越吃越重。

时常漱口、喝水

孕妈妈可以时常漱口，将口中的坏气味去除，也可以喝果汁、吃几粒生花生或者喝牛奶等，并且同时注意饮食前后的口腔卫生，让难闻的口气彻底消失。

避免食用辛辣、生冷食物，为了顾及孕妈妈口味的改变和爱好，各式酸、甜、苦、辣的食物，孕期都可以酌量食用，但应避免食用过于辛辣的食物，以免令肠胃无法负荷。有些孕妈妈吃太多麻辣或过于生冷、不够新鲜的食物，会导致剧烈腹泻，严重者还会引发早产。

追踪特殊病史

很多疾病会引发味觉改变或口臭，如上呼吸道、喉咙、鼻孔、支气管、肺部发生感染的时候都会有此现象，而患糖尿病，肝或肾有问题者，也会有口味改变的问题。因此孕妈妈若有特殊疾病史，或发生口气及味觉显著改变的情形，应由医师做鉴别诊断。

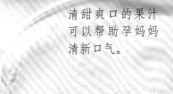

清甜爽口的果汁可以帮助孕妈妈清新口气。

完美准爸爸训练营：为下班回家的孕妈妈榨一杯鲜果汁，给她补充营养的同时，让她的心情甜起来吧。

第45天 开始写怀孕日记

我们的宝贝：你小小的身体像春天的小树，每天在你身体的各个部位都会长出新的器官，它们看起来像一棵棵嫩嫩的新芽。

怀孕是一件幸福的事，这其中有多少悸动、欣喜、惊奇、温馨，想来也只有孕妈妈最清楚，旁人是很难感同身受的。所以拿起笔吧，记下这些有意义的时刻，它将会成为你生命中最珍贵的记忆。

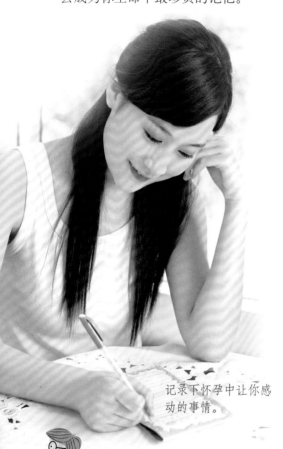

记录下怀孕中让你感动的事情。

妊娠大事记

最后一次月经的日期，这是判断预产期的一个重要依据，应当记住。

孕期检查情况。比如，当时的体重、血压以及有无接触 X 线或其他放射性物质。

早孕反应开始和消失的日期，当时的反应情况、反应程度，对呕吐、恶心、厌食等症状采取了哪些措施。

第一次胎动出现的时间，以后每天胎动的详细记录，即 12 小时胎动次数。

产前检查和产前诊断的情况，如检查日期、项目和结果。

心情晴雨表

最幸福的事：第一次感觉到胎宝宝胎动时的惊喜，第一次通过四维彩超图看见胎宝宝模样时的感动……

最伤心的事：早孕的不适症状，开始长妊娠纹时的皮肤瘙痒，变胖后不得不放弃的漂亮衣服，孕晚期的缺氧胸闷……

完美准爸爸训练营：给孕妈妈选一个漂亮环保的记事本，鼓励孕妈妈写怀孕日记。有时间的时候，准爸爸也可以在上面记录准爸爸认为最有意义的事情。

第46天 流产是怎样发生的

我们的宝贝：你可爱的小小鼻涡正在慢慢形成，有了它，你就可以区分月季花和百合的花香是怎样的不同了。

流产这个词对孕妈妈来说最不受欢迎，特别是现在这个敏感的时期。没关系，这里仅是来了解一下。引起自然流产的原因到底是什么，临床上很难得出确切的结论。因为流产多是回顾性的诊断，流产前，不可能做一些有关流产的检查，一旦流产了，再寻找原因就不那么容易了。

内因外因

遗传因素是由于染色体的数目或结构异常所致的胚胎发育不良，是流产最常见的原因。外因包括大量吸烟（包括被动吸烟）、饮酒、接触化学性毒物、严重的噪声和震动、情绪异常激动、高温环境等。

流产可预防

除胚胎发育异常造成的流产外，其他流产都可用以下方法预防：对于有过流产史的夫妇，应及时到医院检查，查清引起流产的原因，要做遗传学检查（夫妇双方），做血型鉴定包括 Rh 血型系统鉴定。如果是患有慢性病的人，应在怀孕前积极治愈疾病，即使怀孕后仍要在医生的监护下，观察胎宝宝发育情况。如医嘱不宜怀孕，应采取避孕或中止妊娠。

已孕妈妈应避免接触有毒有害的化学物质，如苯、砷、放射物等。怀孕早期应少去公共场所，预防疾病感染。如果孕妈妈患了病，要及时在医生的指导下服药，不可随便自行用药。怀孕的前 3 个月不要同房，也不要过于精神紧张或情绪激动，注意饮食和休息，生活规律有节。发生流产后半年以内要避孕，待半年以后再次怀孕，可减少流产的发生。

流产后注意休息和护理，半年后再怀孕。

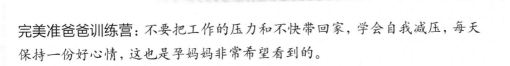

完美准爸爸训练营：不要把工作的压力和不快带回家，学会自我减压，每天保持一份好心情，这也是孕妈妈非常希望看到的。

第47天 及早建档

我们的宝贝：今天，小小的肺芽已经在你的胸腔里发芽了，等到它发育成熟，你就可以自由地呼吸春天飘着花香的新鲜空气了。

目前大多数医院都要求孕妈妈提前确定在哪里分娩，方便在医院建档。各个医院都有一个最后期限，比如有的医院要求孕妈妈12周之前建档。

建档条件

正常情况下，只要第一次检查的结果符合要求，医院就会允许建病历。如果从其他的医院转过来，虽然可以带着原来医院的化验单，但不全的项目，必须要在新医院重新补做，合格后才可以建病历（此病历不同于门诊的病历）。

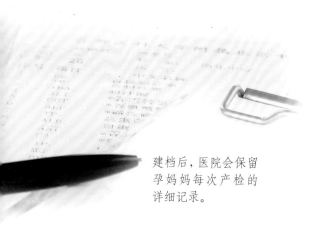

建档后，医院会保留孕妈妈每次产检的详细记录。

建档目的

医院为孕妇建个人病历，主要是为了能够更全面地了解孕妈妈的身体状况以及胎宝宝的发育情况，以便更好地应对孕期发生的状况，并且为以后的分娩做好准备。因此最好能够提前确定自己的分娩医院，并且在同一家医院进行产检。

建档好处

每次去医院不用自己带着一大沓检查结果跑来跑去，只用带着自己的病历档，挂号后护士会把你的病历直接送到医生手中。

可以固定看一位医生，这样医生对你个人的情况会比较了解，能根据你的情况给一些比较具体的建议，即便孕期中出现突发事件，也能积极应对。

选择建档医院

选择离家近的医院，因为到最后要生的时候，大多数孕妈妈都在家休假了，所以最好选择离家近的医院。其次，专科医院比综合医院就医人员相对单纯，交叉感染的概率要小一点儿，环境也会更舒适。

完美准爸爸训练营：事先调查一下你们家附近的妇产医院，为孕妈妈选择生产医院提供参考。省去了烦琐累人的前期工作，孕妈妈一定非常开心。

第 48~49 天 大宝，你有弟弟妹妹啦

我们的宝贝：你的小手臂长出来了，虽然它现在看起来只有米粒儿那么大，但是像春天的竹笋一样，它们会发育得很快。

孕 **2** 月

有人说独生子女大多不懂得分享，如果事实真是这样，这也并不是独生子女的错，因为没有人和他们分享。可是有了小宝之后，一切就会发生很大的改变。

家里有一个宝宝时，他的意识特别强，什么东西都是"我的"，偶尔跟他说："你喜欢小弟弟小妹妹吗？将来有了小弟弟小妹妹一定疼爱他哟！"有的宝宝会说很喜欢，很乐意接受家里有新的成员，而有的宝宝则会出现很强烈的不安和"抗议"。

心理不安和不太欢迎弟弟妹妹的宝宝，等到家里有小宝时他一定会有一段"心理调整期"。所以准备要小宝之前，一定要像大人一样跟他沟通，告诉他小宝可以跟他一起分享快乐，作为哥哥姐姐就要像爸爸妈妈一样爱他，照顾他。

如果已经确认怀孕，孕妈妈可以跟大宝说，妈妈现在肚子里有个小宝，再过9个月他就长得很健康，来到咱们这个幸福的家，你现在就是小哥哥（小姐姐）了，现在妈妈也需要你的照顾，你要乖乖的，陪着妈妈，看妈妈肚子一天一天的变化好吗？

作为妈妈，在怀小宝期间，就让大宝参与进来，带着他去听小宝的胎心，感觉小宝的胎动，让他也一起期待小宝的来临。把你的 B 超给他看，检查结果告诉他，让他知道小宝很健康。

等小宝出生后，一定要尽量多关心大宝，尤其开始阶段，千万别忽略了大宝的感受。让大宝每天也跟着你们一起跟小宝说话，让他给小宝讲故事听，做简单的游戏。

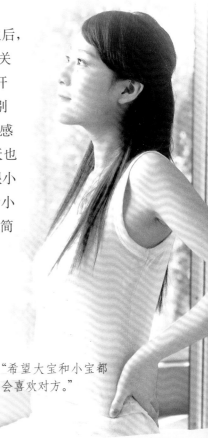

"希望大宝和小宝都会喜欢对方。"

完美准爸爸训练营： 即将有第二个宝宝，孕妈妈现在可是很辛苦呢，你要多带带孩子，让他跟你一起逛超市，给妈妈买东西。晚上你来给孕妈妈、大宝、小宝讲故事，哄他们睡觉。这样胎教早教一起做了，多完美呀。

第50天 提早准备相关证件

我们的宝贝：你的大脑正在迅速发育，以后你要靠它来思考很多问题，比如蜻蜓为什么点水，彩虹为什么有七种颜色。

人生是随着各种各样证件的增多而成长的。孕妈妈现在也应该着手为胎宝宝准备相关事宜了。

准生证

"准生证"就是计划生育服务证，这张证明是宝宝降临到这个世界的合法"通行证"，宝宝的出生、上户口及其他的福利都和它有密切关系。准生证的办理需要夫妻双方由单位或户籍所在地街道办事处开具的初婚初育证明、结婚证原件及复印件、双方户口簿、双方身份证和女方的一寸免冠照片一张。

各个街道计生办所需要的相关证明材料可能会有差异，比如有的地方计生办需要《医疗保险手册》的原件和复印件，有的地方计生办还要求孕妈妈提供《妊娠诊断证明》，所以孕妈妈和准爸爸尽量将材料准备齐全，以便能一次搞定准生证。

填写《出生医学证明自填单》

孕妈妈在待产入院的时候，医院会要求你填写《出生医学证明自填单》，自填单主要填写项目包括婴儿姓名（可以暂时用乳名代替）、父母姓名和身份证号、居住地址、婴儿户口申报地、产房以及床位号等。孕妈妈或准爸爸在填写自填单时一定要小心认真，因为自填单一经填写便不可更改。如果不小心填写错误，需要申领一张新的自填单。

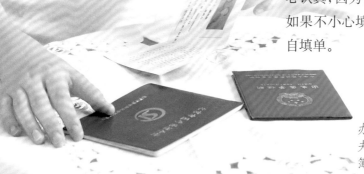

办理准生证需要准备好夫妻双方的结婚证、户口簿、初育证明等。

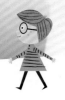

完美准爸爸训练营：办理准生证这样的事情，还是由体贴的准爸爸来做吧。虽然准爸爸可能会非常忙，但是想想本身就非常辛苦的孕妈妈还有她肚子里可爱的胎宝宝，劳累一点又算什么呢。

第 51 天 职场妈妈如何缓解早孕不适

我们的宝贝：你的小脑也开始发育了，它像鸟儿的翅膀、鱼儿的鳍一样可以维持身体的平衡，让我们走路的时候不必担心摔跤。

很多孕妈妈在孕早期身体都会呈现出许多不适症状，身处职场的孕妈妈应该怎样缓解诸如此类的身体不适，让自己更舒服呢？

饥饿

孕早期，孕妈妈可能会经常感到饿，还带着胃部烧灼的难受感，像有无数只的猫爪子在胃里抓挠。这种不可抵挡的饥饿感如果不能及时得到缓解，可能会造成孕妈妈头晕甚至昏迷。为了避免这种情况，孕妈妈要在办公室存放一些零食，如水果、小蛋糕、面包、坚果等，以便饿的时候随时补充营养。

呕吐

孕吐可能会发生在上班路上或者办公室，所以，孕妈妈要多放些手绢、纸巾和塑料袋在随身的包中，以备不时之需，避免尴尬。提前向同事打好招呼，在孕妈妈去洗手间的时候暂时接替工作。每天上班前，孕妈妈一定要吃早餐。即使没有胃口也要少吃一点，哪怕一片面包。这样，对孕妈妈的胃有好处，也可以减少孕吐的次数。

嗜睡

孕早期，孕妈妈总会觉得很疲惫，眼皮也经常"打架"，总也睡不够似的。其实这是体内激素分泌变化的影响，一般会延续到怀孕4个月以后才会缓解。所以，孕妈妈晚上睡觉的质量要高，尤其不能再熬夜了。如果允许的话，孕妈妈最好能在午休的时间小睡一会儿，补充体力。工作期间觉得累了，可以深呼吸一下，站起来舒展肢体，也可以出去做短暂的散步。

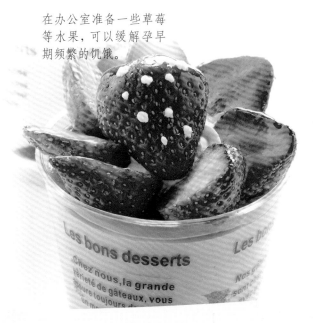

在办公室准备一些草莓等水果，可以缓解孕早期频繁的饥饿。

完美准爸爸训练营：帮孕妈妈收起所有的高跟鞋，并帮她准备一双漂亮舒服的拖鞋。相信爱漂亮的职场孕妈妈一定会需要一双舒适有质感的拖鞋，而不是居家拖鞋。

第52天 胎宝宝最怕的几种病症

我们的宝贝：你已经开始长出唇腭，不久就会长出柔软可爱的小嘴唇。这是我们表达爱的工具，甜蜜的亲吻会传达我们对你深深的爱。

一般病毒和细菌不会通过胎盘由母体传给胎宝宝，但麻疹、弓形体病和李氏杆菌病却可能使胎宝宝受到感染。胎宝宝也可能会间接受到母体炎症(如肾炎)的感染，从而引起早产。所以，为了宝宝的安全，你一定要避免感染以下疾病。

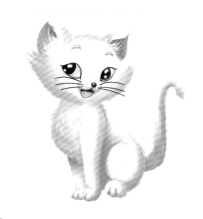

尿路感染

患了尿路感染，会出现尿频、小便灼痛及小腹疼痛等。如治疗不及时，则可引起流产或早产。孕妈妈要每天清洁外阴，更换棉质内裤以预防尿路感染。

弓形虫病

该病通常没有什么症状，或有轻度感冒症状。如果漏诊，可能会引起流产，甚至会使新生儿患上精神疾病或失明等。

李氏杆菌病

其症状与流感和胃肠炎相似。如孕妈妈被确诊为此病，应采取引产措施，因为该病会导致早产或流产。预防此病的关键在于饮食卫生。

风疹

目前，此病在孕期已很少见。风疹会导致胎宝宝大脑和心脏的缺损、耳聋、白内障等。如在怀孕期间感染此病，胎宝宝多半也会被传染。

疱疹

该病表现为阴道内外出现水疱，伴疼痛。若该病发生在孕期，而且为第一次，分娩临近时又出现溃疡，应采取剖宫产，以免感染新生儿，因为该病会损伤宝宝的大脑。

完美准爸爸训练营：你和孕妈妈有多久没有促膝长谈了，还记得每次畅聊之后的轻松与愉快吗？放下手中永远做不完的工作吧，抽个时间和她好好谈一谈，问问她最近心情怎么样。

第53天 黄体酮低到底是什么情况

我们的宝贝：你小小的身体里，正在形成自身的净化器——肝脏。就像大海和河流一样，我们的身体也可以通过新陈代谢将有害物质排出。

北京市医疗机构临床检验结果报告单							
内分泌实验室							
姓　名：	登记号：			科　室：		采样日期：	
性　别：女	病　区：			申请医师：		采样时间：	出生日期：
病案号：	床　号：			申请日期：		标本种类：血清	初步诊断：
检验项目		英文对照	结果	单 位		参考值	
人绒毛膜促性腺激素(HCG)		HCG	1172.10 H	mIU/ml		0.00-10.00	
血清孕酮(酶免法)		PO	27.99	ng/ml	卵泡期(0.00-0.41) 中期(0.41-13.00) 黄体期(5.20-23.00)		
备注：						签字：	

注：此报告只对该标本负责！

常听孕检后的孕妈妈说自己的黄体酮低，究竟什么是黄体酮呢，它有什么作用，黄体酮低对妊娠有什么影响，出现这种情况该怎么办？

黄体酮的作用

黄体酮是卵巢内的黄体细胞分泌的一种激素，是孕激素的主要成分。它是维持妊娠的重要元素，可以增强孕妈妈体内胚胎的抗母体免疫力，保证胚胎和孕妈妈的身体和谐共处。

黄体酮低的原因

检查黄体酮最好是在孕早期，最好是在孕妈妈确定怀孕后就进行检查。一般来说，女性内分泌紊乱、卵巢黄体分泌障碍或卵泡发育障碍都可能导致黄体酮低。这些原因都对胎宝宝的发育有很大的危害，所以出现黄体酮低的孕妈妈一定要重视。

黄体酮低怎么办

现在提高黄体酮的治疗方法有很多，常见的包括口服黄体酮药物和打黄体酮针。打针的效果比较快，但有一定的副作用，因为打针的疼痛可能也会引起子宫收缩，不利于保胎。口服药虽然见效相对缓慢，却比较安全。

完美准爸爸训练营：如果有时间的话去浏览一些孕婴网站吧，你会发现孕妈妈需要担心的问题真是太多了。如果准爸爸对这些事情比较了解的话，相信在安慰孕妈妈的时候会事半功倍。

第54天 缓解心理不适

我们的宝贝：你的视网膜上开始长出色素，借助它你才能发现天空有多么蔚蓝，云朵有多么洁白。

怀孕了，这会是每一个女人最幸福的时刻，但是随之而来的是很多生理和心理的不适，尤其是在刚刚怀孕的这段时间，孕妈妈大多数时间都会很紧张，情绪容易激动，稍有不适就想发火。

心理焦虑

"前3个月是危险期，所以孕妈妈总担心流产，走路变得很小心；以前挤公交都是势不可当的，现在却不得不发扬礼让的美德；前一秒还和同事聊得很愉快，下一秒可能就会为工作不顺心而暗自流泪。"

呵呵，听起来是不是觉得有些太敏感了？ 90%左右的孕妈妈都会有类似的心理焦虑，担心孩子是否健康，担心流血等先兆流产症状等。怀孕后发生在生理和心理上的变化交织在一起，形成孕妈妈独特的心理应激反应，可能一直延续到生产时并逐渐加重。

学会释放

有心理压力的孕妈妈，平时可以做一些自己感兴趣的事情：买一本编织的书，买些五颜六色的毛线，学着为小宝宝织点小东西，这个过程会让你很愉快，也很有成就感。读一些自己感兴趣的书，如让你开心的漫画书，或漂亮的图文书。选几本怀孕育儿的书，多学习会让你对自己更有信心。还可以浏览孕育网站，在孕婴论坛里与其他孕妈妈探讨，你会结交很多的"同孕相连"的人，这会让你找到归属感和安全感。

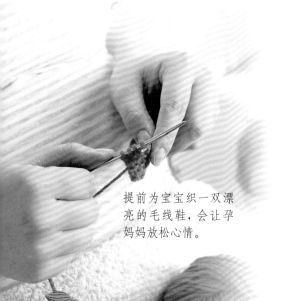

提前为宝宝织一双漂亮的毛线鞋，会让孕妈妈放松心情。

完美准爸爸训练营：即使面对孕妈妈的无理取闹，准爸爸也一定不要生气，更不要和孕妈妈争吵。因为这是女人孕期常发生的情况，如果准爸爸用包容的心态来迁就孕妈妈，说不定她下一秒就会主动向你赔礼道歉。

第 55~56 天 孕期牙病知多少

我们的宝贝：非常令人高兴，你的牙床长得很不错，像草坪上长满花草一样，将来你的牙床上会长满洁白坚固的牙齿。

众所周知怀孕期间用药会影响胎宝宝发育，所以很多孕妈妈即使患有牙病，也会选择一忍再忍，其实这是完全没有必要的。

牙病要及时就医

有些孕妈妈在发生牙病时不愿就医，其实这是非常不明智的。及时诊治，孕妈妈才会觉得舒服。孕妈妈自身的健康就是对胎宝宝最好的保护。而且牙病如果严重又得不到及时的诊治，可能会影响孕妈妈正常的分娩。

孕中期治疗比较好

最好选择孕中期治疗牙齿，此时身体和胎宝宝发育比较稳定。而孕早期和孕晚期最好不要治疗牙齿疾病，因为在孕早期胎宝宝的器官尚在发育，而孕晚期孕妈妈因为紧张疼痛会造成宫缩，以致提前分娩。

慎拍 X 光片

另外，一些需要拍 X 光片的牙病，不能在孕期进行治疗，因为拍 X 光片对胎宝宝会造成一定的影响。

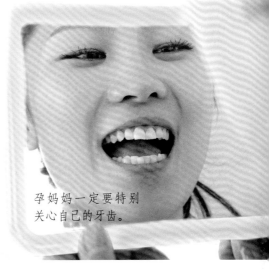

孕妈妈一定要特别关心自己的牙齿。

该不该拔牙

孕期尽量避免拔牙。孕早期拔牙易引起流产，孕晚期拔牙易诱发早产。如必须拔掉的，应在孕中期进行。

关于麻药的担忧

不必担心麻药会对宝宝造成损害，局部麻醉不会有那么大的威力，医生会选合适的麻醉剂和麻醉方法解除疼痛。口腔内麻醉用药一般剂量很小，不会对孕妇及胎宝宝有什么负面影响。

完美准爸爸训练营：孕妈妈的牙齿现在比较脆弱，如果准爸爸发现孕妈妈口腔异味过重或是有龋齿的话，一定要及时带她去医院就诊。

孕3月 孕吐只是个传说吗

　　不起眼的毛毛虫只有冲破茧的束缚才能化身为美丽的蝴蝶，丑陋的水虿(chài)要在阴冷的水中苦熬一年才能成为优雅驻足在荷叶上的蜻蜓，而蝉蛹则需要在黑暗的泥洞里穴居三五年才能"居高声自远"……生命华美蜕变的背后总少不了艰辛的付出。

　　让人难受的孕吐总是不期而至。"吃什么吐什么""吃多少吐多少""吐得头昏眼花，四肢无力"，谈到孕吐时大多数孕妈妈都是这么说的。浏览各大孕婴网站，很多孕妈妈都说自己孕吐非常严重，有的还需要到医院打营养针或输液。据说更严重的孕吐会导致脱水、昏迷甚至会造成体内的酸碱失衡而引发酸中毒。孕吐真的有传说中这么可怕吗？孕妈妈应该通过什么方法来缓解孕吐呢？

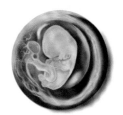　　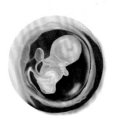　　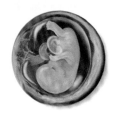　　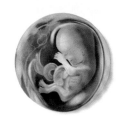

第9周　　　　　第10周　　　　　第11周　　　　　第12周

第57天 第3个月的产前检查

我们的宝贝：你的生殖系统刚刚开始发育，它像蒲公英的花，野葡萄的果，成熟之后会孕育新的生命。

此月的产前检查，孕妈妈可能会做的项目

☐ 子宫隆起部位及腹部检查

☐ 子宫检查

☐ 血色素及血细胞比容的检查

☐ 验尿

☐ 体重及血压检查

☐ 通过多普勒超声波仪，听到胎宝宝的心跳声（胎心音）

☐ 讨论胎宝宝基因是否正常及超声波、绒毛膜采样、甲型胎宝宝蛋白或产前筛选等检查的必要性

☐ 对有肿胀现象的手脚部位进行检查（水肿、静脉曲张）

☐ 与医生讨论你的感觉和关心的问题

读懂你的产检报告

这次产检要进行一次抽血，目的是检查有无传染病、肝肾功能不全以及是否贫血等。如果发现红细胞和血红蛋白的数量减少到一定程度，即为贫血。报告单上箭头朝下，表明低于正常值；箭头朝上则表明高于正常值。

完美准爸爸训练营：抽出时间，陪孕妈妈去产检吧。有你的陪伴，她和胎宝宝才会更有安全感。

第58天 孕吐反应

我们的宝贝：你的淋巴组织在继续发育，它像一扇具有自动识别功能的大门，能将有害的细菌和异物挡在体外。

孕吐是生物界保护腹中胎宝宝的一种本能。孕妈妈腹中弱小的生命对母体摄入的微量毒素十分敏感，因为这些毒素一旦进入胚胎，就会影响胎宝宝的正常生长发育，所以胎宝宝就分泌大量激素，增强孕妈妈孕期嗅觉和呕吐中枢的敏感性，以便最大限度地将毒素拒之门外，确保胎宝宝的生长发育。

不用担心宝宝营养不足

孕期呕吐症状一般在妊娠12周左右自行消失。虽然孕吐暂时影响了营养的均衡吸收，但在孕早期，胎宝宝的营养需求相对后期较少，而且会从孕妈妈的血液里直接获得。因此孕妈妈不用担心孕吐会影响胎宝宝的营养供给。解决孕吐最好的办法是能吃多少吃多少，想吃什么吃什么，适当调整饮食。

饮食调整

怀孕之后，有些孕妈妈爱吃酸味食物，这是因为酸味能够刺激胃液分泌，提高消化酶的活力，促进胃肠蠕动，增加食欲，利于食物的消化吸收。营养学家主张孕妈妈的饮食应以"喜纳适口"为原则，尽量满足其饮食的嗜好，但应忌食油腻和不易消化的食物，多喝水，多吃水果、蔬菜。

不可自行用药止吐

妊娠呕吐厉害的孕妈妈，如果体重严重下降、抵抗力降低，进而影响胎宝宝的生长需求，此时就要及时去医院。但孕妇绝对不可自行服用止吐药，以防药物不良作用，影响胎宝宝发育，或造成畸形。

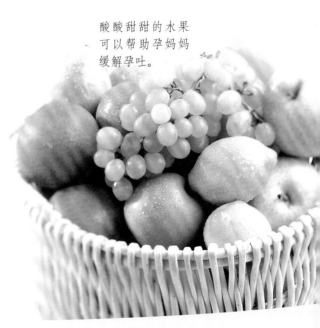

酸酸甜甜的水果可以帮助孕妈妈缓解孕吐。

完美准爸爸训练营：比较忙碌的准爸爸，记得趁周末帮孕妈妈购买一定量的水果和蔬菜，因为这些清淡的食物更合孕早期孕妈妈的口味。

第**59**天 一定要吃早饭

我们的宝贝：真是神奇啊，你的小手看起来像一枚小贝壳。以后，我们会握着你的小手在花园中散步。

"人是铁，饭是钢，一顿不吃饿得慌。"无论孕吐有多么厉害，孕妈妈都一定要坚持吃饭，尤其是吃早饭。

早饭的重要性

很多人认为早饭无关紧要，可吃可不吃。因为他们认为早饭之前人体处于将近10个小时的睡眠状态，基本上不消耗能量。但是正确的饮食习惯是应该"早吃饱，午吃好，晚吃少"。这是因为人体即使是处于睡眠状态，也依然在保持正常的新陈代谢。虽然消耗的能量不比白天，但是消耗量却足以同晚饭所提供的能量对等。因此，如果不吃早饭的话，人体所提供的能量将不足以维持整个上午的活动。

孕妈妈不仅负责自身的营养供给，还要为胎宝宝输入营养。而且，维持人体的肌肉和大脑活动需要碳水化合物供给能量，但人体自身并不能储存过多的碳水化合物。所以如果孕妈妈不吃早饭的话，不仅会造成自身能量的缺乏而导致贫血、头晕甚至昏迷，而且还会影响胎宝宝的发育。

清淡易消化的早饭可以补充能量，缓解孕吐。

孕妈妈早饭这样吃

处于孕吐中的孕妈妈不仅肠胃功能减弱，而且会对某些食物和气味过于敏感。因此，孕妈妈要清楚自身的过敏源，杜绝这些食物。除此之外，孕妈妈早饭要尽量吃一些清淡易消化的食物，例如鸡蛋青菜面、绿豆大米粥、小米金瓜粥等。

完美准爸爸训练营：平时要注意孕妈妈对哪些食物和气味过敏，切忌将这些过敏源带回家。在此基础上，如果准爸爸能尽力为孕妈妈准备可口的早餐，督促孕妈妈每天必须吃早饭就更好了。

第60天 放弃你的重口味

我们的宝贝：你的颈部和躯干可以伸展了，身体像一只泊在河中的小船，腿像短短的船桨。

处于特殊时期的孕妈妈无论平时如何的重口味，现在也必须暂时告别味蕾刺激，而寻求清淡健康的食物。

盐

人不可一日无盐，因为盐中的钠离子不仅能促使胃酸的分泌，而且能够促进人体的新陈代谢。但是喜欢重口味的人群很容易过量食用盐，而人体摄入的盐量过多，则会破坏其正常的新陈代谢，进而引发许多疾病。

过多摄入食盐会导致尿液中的蛋白质增多从而加重肾脏负担，损害肾脏，严重的可导致肾结石；过量食用盐，会导致人体内的钠离子含量大增。而钠离子可促使脑细胞释放一种兴奋因子，因此钠含量过高的人容易激动，得高血压的概率也较高。除此之外，钠离子还有亲钙性，极易携带钙质通过尿液流失，造成人体缺钙。

如果孕妈妈摄入食盐过多，容易引起水肿、妊高征和骨质疏松，而胎宝宝也会因缺钙而影响发育。

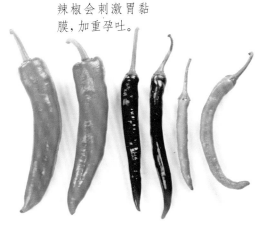

辣椒会刺激胃黏膜，加重孕吐。

辣椒

辣椒会对肠胃黏膜造成激烈的刺激，容易使肠胃功能减弱的孕妈妈出现呕吐、胃酸、腹痛等症状，严重的则会引起结肠炎或肠胃炎；辣椒会导致孕妈妈便秘严重，加重孕妈妈的痛苦；辣椒性大热，孕妈妈食用后，容易上火，也会导致胎宝宝内热加重，对胎宝宝的眼睛不利。

完美准爸爸训练营：不管孕妈妈是个口味如何重的人，也要帮她暂时改掉以往的饮食习惯。当孕妈妈抱怨食物清淡的时候，重申一遍重口味对胎宝宝的危害吧，相信为了胎宝宝的健康，孕妈妈会坚持健康饮食的。

第61天 告别危险食物

我们的宝贝：你的肾脏已经发育得很好，并开始产生尿液了。就像梧桐树叶一样，通过汲取新鲜有营养的净水，再蒸发掉多余无用的脏水，才能使梧桐树长得更魁梧。

现在有很多食物会对胎宝宝造成危害，对这样的危险食品孕妈妈还是"敬而远之"吧。

精心买食物

买乳制品、肉、家禽和鱼时，要选择距离保质期时间最长的食物，过了保质期的食物不要吃，千万不要购买包装破损的食物。多购买绿色食品、有机食品，并彻底地清洗水果和蔬菜，将有毒物的摄入量降到最低。

生熟食要分开

生熟食品要分开存放。不要重复冰冻已融化的食物和肉类。烹饪前要将手、器具、工作台面清洗干净。切生肉的菜板、菜刀要和切熟食、蔬菜的菜板、菜刀分开。

肉蛋类要熟透

孕妈妈的消化功能减弱，对病菌的抵抗能力较弱。因此孕妈妈食用肉类、蛋类时，一定要保证食物彻底熟透，这样既可以杀灭病菌，又有助于孕妈妈消化吸收。

小细菌危害大

远离那些易携带某些细菌的食物，由食物中的细菌造成的感染，最常见的是李氏杆菌病。例如未经高温杀毒的羊奶、未煮熟的禽肉、鱼肉和贝类等。李氏杆菌病会引起流产、早产或新生儿感染，孕妈妈一定不能忽视这种疾病的预防。

孕妈妈在吃肉蛋奶的时候一定要煮熟。

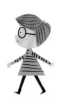

完美准爸爸训练营：不管你的嗓音是否富有磁性，为孕妈妈和胎宝宝唱一首你喜欢的歌谣，相信久违的幸福会将你们一家三口浓浓地包围起来。

我们的宝贝：你的消化系统初步形成，连着脐带，你的肠像一根细细的丝线，不仔细看是很难被发现的。

最近，孕妈妈的胃口会变得越来越差，来试试这些健康开胃的美食吧！

莲藕瘦肉麦片粥

莲藕中碳水化合物的含量不算很高，而维生素 C 和膳食纤维比较丰富，孕妈妈多吃莲藕可滋阴润燥，安神益气。瘦肉含有丰富的磷、钾、钠，铁的含量尤其高，可有效缓解缺铁性贫血造成的头晕气短等症状。麦片含有丰富的纤维素和维生素，可以补充营养，促进肠胃蠕动。此粥品营养丰富，香气浓郁，容易吸收。

原料：大米 50 克，莲藕 30 克，猪瘦肉 20 克，玉米粒、枸杞子、麦片、葱末、盐各适量。

做法：①大米洗净浸泡 30 分钟；莲藕洗净，切薄片；猪瘦肉切片；枸杞子洗净。② 大米下锅，加适量水熬煮成粥。③将藕片、玉米粒焯熟捞出，再将肉片同样焯熟捞出，把焯过水的藕片、玉米粒、肉片，连同枸杞子、麦片一起放入粥中，煮五六分钟。④ 最后加盐调味，撒上葱末即可。

香蕉牛奶草莓羹

此粥品清香淡雅，酸甜可口，是开胃佳品。香蕉中含有丰富的可溶性纤维，可帮助消化，促进肠胃蠕动，改善便秘。香蕉对缓解失眠或情绪紧张也有一定的疗效。牛奶含有丰富的钙、锌、镁，且有安神助眠作用。

原料：香蕉 1 根，牛奶 250 毫升，新鲜草莓 30 克。

做法：① 新鲜草莓去蒂洗净，切成块。② 香蕉剥去外皮，放入碗中碾成泥。③ 将牛奶、香蕉泥放入锅内，用小火慢煮 5 分钟，并不停搅拌。④ 出锅时加入草莓块即可。

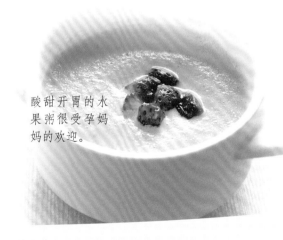

酸甜开胃的水果粥很受孕妈妈的欢迎。

完美准爸爸训练营：根据孕妈妈的喜好做一款她喜欢的开胃粥品吧，相信能在缓解孕妈妈孕吐的同时，让她和胎宝宝感动万分。

第64天 保持好心情

我们的宝贝：你的上嘴唇已经长成，它的形状像一瓣菊花，像一片绿叶，像一只蜻蜓的翅膀。

科学研究证明，孕妈妈情绪的好坏，对胎宝宝发育有极大的影响。

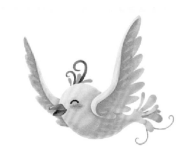

坏情绪易伤害胎宝宝

情绪受人体内、外环境刺激的影响，刺激通过人体的感觉器官，经传入神经到各级神经中枢，特别是大脑皮层和丘脑、下丘脑；然后，大脑又发出信号，向外传输，影响自主神经系统和内分泌系统，引起人的表情动作、肢体运动等，还影响内脏器官的活动状况。

如果孕妈妈受到惊吓、忧伤、烦躁、恐惧或其他严重的精神刺激等，则会引起胎宝宝呼吸加速和身体移动。严重时，还可能引起子宫出血、胎盘早期剥离，造成胎宝宝死亡。即使胎宝宝顺利出生，也比正常婴儿瘦小，并且婴儿往往身体功能失调，易躁动不安，易受惊吓。

孕早期的情绪很重要

孕早期是胚胎各器官分化的关键时期，母子间虽没有直接的神经联系，但母亲的情绪引起的内分泌变化，可以通过胎盘直接影响胎宝宝的大脑发育。如果孕妈妈情绪不佳，会造成肾上腺皮质激素的增高，就可能阻碍胎宝宝上颌骨的融合，造成腭裂、唇裂等畸形。

情绪的自我调节

愉快的情绪，可以使血液中氧气充足，孕妈妈和胎宝宝都处于放松、安静的状态，在这种环境下，胎宝宝就会更愿意接触外面这个他毫不知情的世界，对一切充满好奇心与期待。因此，孕妈妈应尽量避免情绪激动、精神紧张，遇到不开心的事情多往积极的方面想，或是做做深呼吸、记日记，或是到空气好的地方散散步，就会发现情绪是很容易调节的。

完美准爸爸训练营： 给孕妈妈讲个笑话吧，即使不能赢得她的开怀大笑，你的重视和关爱也会让她觉得温馨和幸福。

第**65**天 家有孕妈慎装修

我们的宝贝：你的眼睑正在形成，它是眼睛的一扇小门，在眼睛疲惫的时候，你可以关上这扇门，让眼睛好好地休息。

如今，许多家庭都住上了新房，可是，有些装修材料会挥发出一些有毒气体，对孕妈妈和胎宝宝都会造成不良影响，因此，孕妈妈一定要小心，避免吸入"毒气"。

芳香的毒气——苯

苯化合物已经被世界卫生组织确定为强烈致癌物质。长期吸入苯能导致再生障碍性贫血。育龄女性长期吸入苯会导致月经异常，若孕期接触苯，妊娠并发症的发病率会显著增高。苯还可导致胎宝宝患有先天性缺陷。

能释放 15 年的毒气——甲醛

甲醛可经呼吸道吸收。长期接触低剂量甲醛可以引起慢性呼吸道疾病、女性月经紊乱、妊娠综合征，引起新生儿体质降低、染色体异常，甚至引起鼻咽癌。高浓度的甲醛对神经系统、免疫系统、肝脏等都有毒害。甲醛还有致畸、致癌作用，长期接触甲醛的人，可引起鼻腔、口腔、鼻咽、咽喉、皮肤和消化道的癌症。

忠告

装修后的居室不宜立即迁入，而应当有一定的时间让材料中的有害气体以较高的力度散发；每天打开窗户通风，有利于室内有害气体散发和排出；还可选用效果良好的室内空气净化器和空气换气装置……

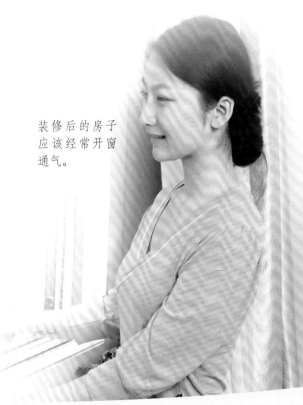

装修后的房子应该经常开窗通气。

完美准爸爸训练营：如果原本有装修房子的打算，或正在装修，为了孕妈妈和胎宝宝的健康请暂时放弃这种想法。如果没有办法停止正在进行的装修工程，要为孕妈妈和胎宝宝另外安排一个健康舒适的居住环境。

孕3月

第66天 上班路上

我们的宝贝：你的手掌不再像贝壳，上面已经出现了手指之间的沟痕，随着时间的推移沟痕会越来越深，直到手指完全分开。

现在，母亲的天性使你有意无意地保护着自己的肚子，虽然已经知道少到人多的地方去，但是上班或者出行总是难以避免。现在就让我们来预习一下上班路上可能遇到的种种隐患，为胎宝宝做好保卫预案！

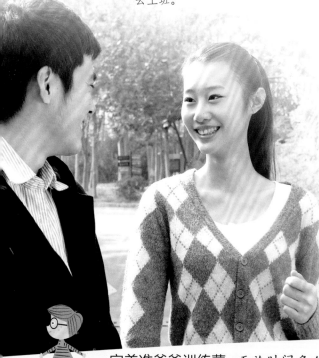

如果有时间的话，准爸爸最好护送孕妈妈去上班。

步行一族

孕妈妈单位离家不会太远，步行上班可以健身。但步行的时间不宜过长，以不超过30分钟为宜，且行走速度不能太快，以免绊倒。

自行车一族

孕早期，骑自行车容易因腿部用力过大而引发流产；孕晚期，骑自行车容易引发胎膜破裂。条件合适的孕妈妈，可以在孕4~7月骑自行车上班。

公共交通一族

尽量避开上下班乘车高峰期，以免人流拥挤，腹部受到挤压撞击。车上人多时，应主动向别人要座位，以免紧急刹车时失去平衡而摔倒。尽量选择前面的座位，以减少颠簸；到站后，要等车停稳后再下车。

自驾车一族

避免安全带直接勒压腹部，应将其贴在耻骨、腹股沟的位置。驾驶姿势不能过于前倾，以免腹部受到压迫。

完美准爸爸训练营： 无论时间多么紧急，每天早上出发前请轻轻拥抱孕妈妈，看着她的眼睛说一声："亲爱的，为了你和宝宝的安全，请路上多加小心。"

第67天 宝宝好视力，妈妈吃出来

我们的宝贝：你的眼睛结构已经发育得比较完全，因为暂时还不具有视觉功能，所以你能看到的只是混沌的影像，但是不久之后你就可以好好打量身边的景象了。

饮食营养很重要，对宝宝视力有好处的食物这时候你一定不要错过。

多吃鱼肉

孕妈妈每个星期至少吃一次鱼，最好买回鲜鱼自己烹饪，不建议孕妈妈吃鱼类罐头食品，因为罐头食品中部分营养会被破坏，并含有食品添加剂。

多摄取胡萝卜素

含胡萝卜素的食品以及绿叶蔬菜，可以防止孕妈妈 B 族维生素、维生素 A、维生素 E 的缺乏。尤其是妊娠反应剧烈、持续时间比较长，甚至影响进食的孕妈妈，一定要注意维生素和微量元素的补充。

补充足够的钙

为了你腹中的宝宝有一双明亮健康的眼睛，怀孕期间补充足够的钙是非常必要的。缺钙的孕妈妈所生的孩子在少年时患近视眼的概率是不缺钙的孩子的三四倍。

多吃新鲜果蔬

多吃新鲜的时令果蔬，尤其是绿色蔬菜，可以预防眼睛受到紫外线的伤害，也能预防自由基对眼睛组织的伤害，因此孕妈妈多吃果蔬有益于宝宝的视力发育。

多吃新鲜果蔬可以保护胎宝宝视力健康。

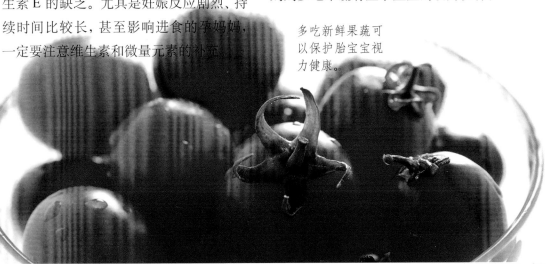

完美准爸爸训练营： 下班后提前为孕妈妈泡一壶枸杞茶，与疲惫归来的她在沁人心扉的茶香中享受属于你们的时光吧。

第68天 告别外卖

我们的宝贝：你的手掌已经成形，柔嫩的小手指之间还有一层薄薄的皮肤相连，就像鸭蹼一样。

无论你是在家待产还是仍然在职，都应该特别注意自己的饮食安全，以确保自己和胎宝宝的健康。关于外卖，对于孕妈妈来说，估计除了方便好吃，恐怕没有其他优点了。

外卖的安全隐患

看着色香味俱全的外卖食品，孕妈妈很容易食指大动吧！可是你有没有想过这些美味是怎样做出来的呢？它们的卫生安全有保障吗？处于市场经济的当下，许多商家在追求经济利益的同时而忘了人的道德底线，所以我们的餐桌上才有了地沟油、增稠剂、化学色素等。很多小餐馆的卫生情况令人堪忧。除此之外，一次性饭盒的来源、存放、回收，存在许多不为人知的内幕。

拿最常见的例子来说，孕妈妈在家吃蔬菜水果都会先用水浸泡以消除农药残留。小餐馆匆忙的厨师也能做到这一点吗？我们不得而知。小心驶得万年船，就算为了胎宝宝的安全，孕妈妈也应该暂时告别这些存有安全隐患的美食。

外卖的营养价值

外卖食品最大的优点是方便快捷，至于营养价值我们实在不敢恭维。外卖大多以煎炸炒为主，这些烹饪方式会破坏食材本身的营养价值。外卖食品大多口味比较重，不适合孕妈妈的饮食要求，长期食用还会引起水肿、便秘等不适。因此，孕妈妈绝对不能长期食用外卖。

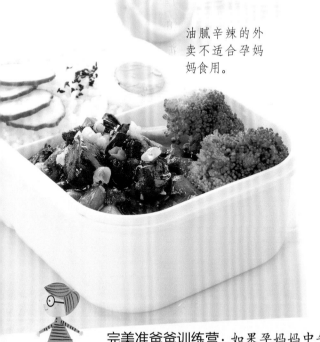

油腻辛辣的外卖不适合孕妈妈食用。

完美准爸爸训练营：如果孕妈妈中午不能回家吃饭，那就为她准备一个漂亮的玻璃饭盒和保温包，说服她每天从家里带饭。如果准爸爸有空的话，可以为孕妈妈做一顿爱的午餐，这会让她成为职场中最幸福的孕妈妈。

第 69~70 天 让胎宝宝变聪明的鱼肉

我们的宝贝：你的大脑已经长成圆形，上面布满了沟回，乍看上去，像一粒未成熟的核桃。

孕妈妈吃鱼越多，怀孕足月的可能性越大，出生时的婴儿也会比一般婴儿更健康、更聪明，因为鱼富含 ω-3 脂肪酸，这种物质有延长怀孕期、防止早产的功效。

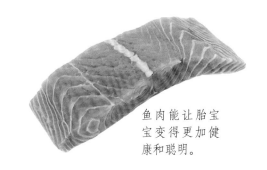

鱼肉能让胎宝宝变得更加健康和聪明。

保证营养供给

鱼的蛋白质丰富，含有人类必需的氨基酸，属于优质蛋白质，且易于消化，其消化率高达 85%~95%。鱼还含有丰富的维生素 A、维生素 D，矿物质含量也很高，常见的钙、磷、铁、锌、碘、钾等均很多。而且鱼的脂肪含量少，但质量高，鱼油多为不饱和脂肪酸，不仅可预防心血管病，还有利于神经系统发育。

促进脑细胞发育

胎宝宝的脑细胞发育有两个高峰期，一个是孕早期，另一个是孕晚期至出生后 2 周岁。此时脑细胞分裂、增长特别迅速，需要的营养物质多，是补充 DHA 和 EPA 的良好时机。所以，孕妈妈多吃鱼对胎宝宝大脑发育有极大的好处。

吃鱼有讲究

淡水鱼里常见的鲈鱼、鲫鱼、草鱼、鲢鱼、黑鱼，深海鱼里的三文鱼、鳟鱼、左口鱼、黄花鱼、鳕鱼、海鳗等，都是不错的选择。

孕妈妈尽量吃不同种类的鱼，不要只吃一种鱼，保留营养最佳的方式就是清蒸。用新鲜的鱼炖汤，也是保留营养的好方法，并且特别易于消化。

完美准爸爸训练营：准备一个漂亮的许愿瓶，准爸爸和孕妈妈可以将自己的美好愿望写在纸条上投入瓶中。每隔几天再回头查看这些愿望，看看那些已经实现了的愿望，孕妈妈是否会有一种小感动呢！

第71天 巧妙地向上司坦白

我们的宝贝：这几天，你的外耳已经完全发育好，它看起来像一枚横放着的小银杏树叶。通过耳朵，你可以听见春雨的淅淅沥沥，麻雀的叽叽喳喳，大海的波涛澎湃，黄昏的寂静无声。

怀孕后，并不想就此终止工作的孕妈妈该怎样安全度过职业生涯的这个"敏感期"呢？孕妈妈要找一个恰当的时机，尽早将这件事情告诉上司，让上司有一个接受和考虑实际情况的时间，为接下来的工作以及一系列安排做好铺垫。

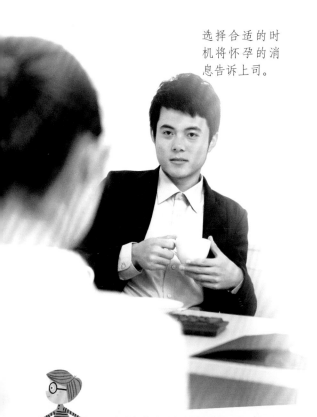

选择合适的时机将怀孕的消息告诉上司。

选择最合适的时机

孕妈妈把孕事告诉领导需要技巧，不要拿着医院检查报告径直走进他的办公室，或者是在一起吃饭的时候装作漫不经心地"透露"出来。最好提前跟领导约个日子，最佳的时机是在一项工作圆满完成后，因为这样做本身就传达了一个很有说服力的信息："我虽然怀孕了，但是工作表现丝毫没有受到影响。"

和上司换位思考

在准备和领导谈话之前，站在他的立场多想一想。你的怀孕是否会影响到什么重要的工作计划？你最近是否在工作中有不专心或者是失误？但孕妈妈需要在谈话中向领导说明，告诉他你依旧会尽职尽责。

只说现在，少提将来

你可以说清楚自己的现在和稍长一段时间以后的身体状况，但不要急于讨论生育期间的工资待遇以及你生完孩子以后的工作计划。

完美准爸爸训练营：帮助在职孕妈妈打消她的疑虑，在她向上司坦白之前，你只要告诉她："不管发生什么事，别忘了你的背后还有我！"就是这样一句话，却可以让孕妈妈获得更多的安全感和自信心。

第72天 保护自己的权利

我们的宝贝：你的双脚像一把粉色的扇子，脚趾之间有皮肤褶皱相连。

处于职场的孕妈妈完全不要担心因为自己正在孕育一个小生命而被降职或解雇，因为法律是你进行自我保护的最好武器。

不被辞退

《女职工劳动保护规定》第四条：不得在女职工怀孕期间、产期、哺乳期降低其基本工资，或者解除劳动合同。第七条：女职工在怀孕期间，所在单位不得安排其从事国家规定的第三级体力劳动强度的劳动和孕期禁忌从事的劳动，不得在正常劳动日外延长劳动时间，对不能胜任原劳动的，应当根据医务部门的证明，予以减轻劳动量或者安排其他劳动。

劳动安全

《中华人民共和国劳动法》第六十一条：不得安排女职工在怀孕期间从事国家规定的第三级体力劳动强度的劳动和孕期禁忌从事的劳动。对怀孕七个月以上的女职工，不得安排其延长工作时间和夜班劳动。

带薪产检

《女职工劳动保护规定》第七条：怀孕的女职工，在劳动时间内进行产前检查，应当算作劳动时间。

带薪产假

《女职工劳动保护规定》第八条明确规定：女职工产假为98天，其中包括产前休假15天。难产的，增加产假15天。多胞胎生育的，每多生1个婴儿，增加产假15天。晚婚晚育夫妻双方中有一方可申请增加30天产假。

医疗报销

《关于女职工生育待遇若干问题的通知》中对于女职工的生育待遇给予了相应的优惠。现在实行社会统筹保险后，关于女职工生育待遇问题也有新的规定。根据女职工生育保险条例规定，已经参加生育保险的女职工，分娩前的检查费、接生费、手术费、住院费和药费，由社会保险机构按照一定的标准进行支付。

完美准爸爸训练营： 准爸爸要做好自己的本职工作，这样才能保证稳定的经济来源。准爸爸的积极进取，也会让孕妈妈踏实很多。

第**73**天 酸中毒

我们的宝贝：你的小尾巴正在慢慢变短，像小蝌蚪一样，随着时间的推移，它最后会逐渐消失。

一般来说，处于孕早期的孕妈妈都会发生孕吐，这是由于人体内绒毛膜促使性腺激素分泌量明显增加，而抑制胃酸分泌，导致消化酶的活性降低造成的。孕妈妈如果呕吐特别厉害，而导致不能进食的情况被称为剧吐。病情特别严重的孕妈妈还可能会出现酸中毒。

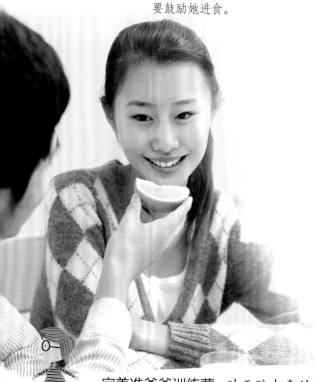

酸中毒的孕妈妈胃口会很差，准爸爸要鼓励她进食。

酸中毒的症状

酸中毒是指人体中酸性物质过多而导致血液中氢离子浓度上升，pH下降，酸碱平衡紊乱。如果孕妈妈呕吐严重导致不能进食，而胃酸的分泌又得不到抑制，孕妈妈就很容易酸中毒。酸中毒的临床表现为剧吐、吐酸水、头晕、腹泻、心率下降、尿量减少等。如果这些症状得不到缓解，孕妈妈则可能因脱水而导致电解质紊乱，进而危及生命。

酸中毒的治疗

如果孕妈妈出现以上症状则要警惕酸中毒的发生，并及时到医院进行相关的检查，如尿酮量、血电解质等。医院一般会根据病因采取针对性的治疗方案。使用碱性药物和补充体液是常见的治疗方法。

另外，酸中毒在病情得到缓解后，要注意进食，不能长期空腹，这样很容易引起病情反复。

完美准爸爸训练营：对于酸中毒的孕妈妈，应尽量满足她的食欲，并鼓励她进食。所以，不管孕妈妈想要吃什么，准爸爸都要设法做给她吃。只有这样，孕妈妈和胎宝宝才能得到足够的营养。

第74天 为吐做好准备

我们的宝贝：你的脚趾之间已经没有皮肤褶皱了，它们变成一根根独立的个体，就像一株一株刚刚从泥土里钻出来的春笋。

孕吐是孕早期的常见症状。很多孕妈妈希望有灵丹妙方以缓解孕吐，当然也有一些办法效果不错，例如嚼口香糖，含姜片，吃苹果酱等。然而这些偏方的效果也是因人而异的。如果孕妈妈试尽了各种办法，依然没有找到缓解孕吐的妙方，那么干脆就来了解一下需要准备哪些物品以应对突如其来的孕吐。

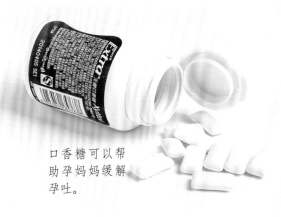

口香糖可以帮助孕妈妈缓解孕吐。

垃圾袋

如果你正在超市购物时想要呕吐，身边又没有垃圾桶怎么办？如果你正在拥挤憋闷的地铁或公交车上突然想吐该怎么办？虽然别人总会抱着同情的态度原谅你带来的不便，可是又有谁愿意在众目睽睽之下随地呕吐呢。所以，随身准备几个小型的黑色垃圾袋十分必要。最起码，孕妈不用在呕吐之后，无暇顾及自己却忙着向周围的人道歉和收拾残局。

口香糖

很多孕妈妈说嚼口香糖可以缓解孕吐。孕妈妈随身携带一盒口香糖，除了在呕吐之后用来清除口腔异味外，还可以分散孕妈妈的注意力，缓解下一波孕吐。

漱口水

孕期的人口中本来容易有异味，呕吐之后口中的味道更是让人难受。所以，孕妈妈随身携带一瓶迷你的漱口水，既可以冲洗口中的残留物，又可以保护牙齿，还能减少口中异味。

完美准爸爸训练营：如果孕妈妈还处于激烈的孕吐之中，准爸爸一定要提醒出门的孕妈妈随身携带垃圾袋，这样可以帮助孕妈妈避免许多尴尬难堪的场面。

第75天 别干重活儿

我们的宝贝：胎宝宝的生殖系统正在发育，依稀可以辨别出胎宝宝是男孩儿还是女孩儿了。

无论孕妈妈之前是多么地大大咧咧，从胎宝宝降临之后，孕妈妈都要告别"女汉子"时代，把所有的力气活都留给准爸爸干，你只要坐在一边幸福地"指手画脚"就可以了。

仍处流产高发期

在孕3月之前，孕妈妈都处于孕早期。这是胎宝宝形成和发育的关键时期，在这段期间，胎宝宝和孕妈妈的母体还没有建立起特别牢固的联系，因此即使小小的碰撞，或是微不足道的电磁辐射都可能对孕妈妈和胎宝宝造成重大的伤害。

即使是过了孕3月，胎宝宝已基本发育成形，孕妈妈还是要特别注意。搬运东西或提拉重物都会增强孕妈妈的腹压，增加胎盘的重力，增强韧带的负荷度，而导致胎盘剥离或流产的发生。

学会保护胎宝宝

如果孕妈妈想要趁闲暇整理一遍藏书或重新布置家具，那么即使孕妈妈是个急脾气的人，也一定要提醒自己保护好胎宝宝，等待准爸爸来具体实施你的想法。另外，因为孕早期的孕妈妈在体态上没有发生较大的变化，粗心的同事可能会让你帮忙搬运资料、电脑或其他办公用品，孕妈妈切不可因为不好意思拒绝而冒险。有时候，学会说"不"，才能更好地自我保护。当然，你可以私下向同事解释原因，相信他们都会表示理解，并为自己的冒失而感到抱歉的。

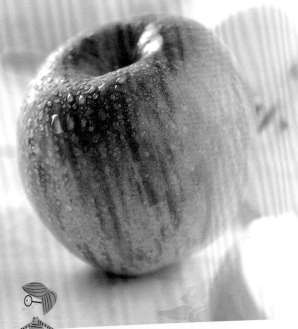

完美准爸爸训练营：把家里散落在各个角落的杂物归置好，以免孕妈妈被绊倒。

第76~77天 如果你是双胞胎孕妈

我们的宝贝：胎宝宝的脑袋、身体和手脚已经基本成形，它不再是小豌豆、小蚕豆或是小葫芦，而是和新生宝宝的形状基本一样了。

双胞胎孕妈担负着更多的重量，需要更充足的营养和休息。双胞胎孕妈与单胞胎孕妈相比，发生意外情况的概率要大，所以双胞胎孕妈要格外注意自己和胎宝宝的安全。

营养需求更多

双胞胎孕妈需要更多的热量来满足胎宝宝的需要。根据专家建议，怀双胞胎的孕妈妈每天应该吸收3500千卡热量，要摄入足够的蛋白质、维生素，还要加服铁剂、钙剂、叶酸，以免发生贫血。当然，在服用铁剂和钙剂之前还需要具体咨询医生。双胞胎孕妈要服用一些维生素补充剂，还要补充镁和锌元素，因为镁能使肌肉放松，可以减少早产的机会，而锌则可以帮双胞胎孕妈抵抗细菌和病毒感染。

预防意外情况

双胞胎孕妈易出现合并高血压病、仰卧位低血压综合征及胎宝宝宫内生长迟缓等，所以一定要定期进行产检，发现情况及时治疗。孕28~37周，卧床姿势最好采取左侧卧，还要特别注意避免劳累，多卧床休息，这对减轻压迫症状，增加子宫的血流量，预防早产都有好处。若出现了先兆流产征兆，要及时住院接受治疗。

由于双胞胎导致子宫过度膨大，往往难以维持到足月而提前分娩。所以，双胞胎妈妈需提前住院，以保证能够顺利分娩。

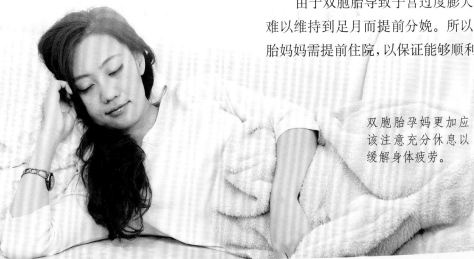

双胞胎孕妈更加应该注意充分休息以缓解身体疲劳。

完美准爸爸训练营：提前和孕妈妈商量好宝宝的照顾问题，不要等将来宝宝出生后，让她一个人手足无措地面对一大堆问题。

第78天 这些食物要慎吃

我们的宝贝：胎宝宝的骨骼和肌肉生长得十分迅速，他的脑袋和整个身体比起来，显得特别大。

孕早期就要过去了，孕妈妈是不是觉得胃口好起来了呢，这里还是要提醒你不要太馋嘴了哟，有些美味还是要忌口的，暂时忍忍吧，宝宝的健康最重要。

烧烤

香飘四溢、外焦里嫩的烤肉总能让孕妈妈的胃口兴奋起来。然而，烤焦的外表中含有致癌物质；而里面生鲜的牛羊肉可能含有弓形虫，孕妈妈一旦感染会严重损害胎宝宝。为了宝宝的健康，孕妈妈还是先抵挡住美食的诱惑吧！

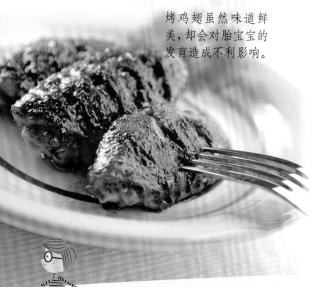

烤鸡翅虽然味道鲜美，却会对胎宝宝的发育造成不利影响。

腌制品

咸肉、咸鱼、咸蛋过高的盐分会使你体内潴留更多的水分，容易导致孕妈妈身体水肿，还可能引起妊娠高血压综合征。所以孕妈妈少吃这些高盐的食物，口味以清淡为主。

水产类

秋风起，蟹黄肥，大闸蟹的鲜美定会让你蠢蠢欲动吧。不过怀孕的妈妈可不要为了一时嘴馋而毫无节制。虽然螃蟹含有较高的蛋白质，但中医认为，螃蟹性寒，吃多了会伤脾胃，而且螃蟹有活血祛淤作用，对胎宝宝不利。生鱼片鲜美可口，质地柔软，蛋白质、维生素和矿物质含量丰富，是很多人的最爱。不过由于缺少加温烹饪过程，它里面可能存在的寄生虫和病菌会给胎宝宝带来伤害。没有煮熟的田螺或生蚝里面可能存在寄生虫与细菌，会影响胎宝宝的发育。如果孕妈妈实在控制不了口腹之欲，将它们做熟后再食用吧。

完美准爸爸训练营：如果孕妈妈是个不折不扣的吃货，准爸爸就要格外操心了。不管用三十六计中的哪一计，准爸爸都要设法让孕妈妈心甘情愿地远离这些危险食物。

第**79**天 孕期吃酸有讲究

　　我们的宝贝：你的声带正在形成，虽然它很快就会发育完善，可是你还不能发出声音。只有离开妈妈的身体，呼吸到第一口新鲜的空气，你才能发出最美妙的声音。

　　怀孕后，胎盘分泌的某些物质有抑制胃酸分泌的作用，导致消化酶活性降低，影响孕妈妈食欲，因此很多孕妈妈都爱吃酸味食物来开胃。

　　孕妈妈嗜酸有益，因为酸味食物可刺激胃液分泌，提高消化酶的作用力，促进胃肠蠕动，改善孕期内分泌变化带来的食欲下降以及消化功能不佳的状况。

　　酸性食物可提高钙、铁和维生素 C 的吸收率，有助于胎宝宝骨骼、脑及全身器官的发育。构成骨骼的主要成分是钙，但是要使游离钙形成钙盐在骨骼中沉积下来，必须有酸性物质参加。多吃酸性食物有利于铁的吸收，促进血红蛋白的生成。维生素 C 可增强母体的抵抗力，促进孕妈妈对铁质的吸收，而富含维生素 C 的食物大多数呈酸性。

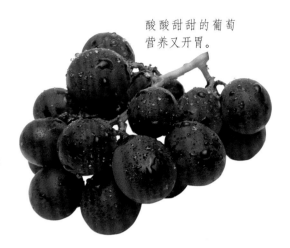

酸酸甜甜的葡萄
营养又开胃。

　　人工腌制的酸菜、醋制品虽然有一定的酸味，但维生素、蛋白质等多种营养几乎丧失殆尽，而且腌菜中的致癌物质亚硝酸盐含量较高，过多食用显然对母体、胎宝宝的健康无益。所以，喜吃酸食的孕妈妈，最好选择既有酸味又营养丰富的番茄、樱桃、杨梅、石榴、橘子、酸枣、葡萄、青苹果等新鲜蔬果。

完美准爸爸训练营：投其所好，不时地买些酸甜可口的水果送给孕妈妈，让孕妈妈在甜蜜的享受中忘掉孕吐吧。

第 80 天 你是高危孕妇吗

我们的宝贝：你的大脑发育已经基本成形，只是它还会不断地变大。

在妊娠期有某种病理因素或致病因素，可能会危害孕妈妈、胎宝宝或新生儿及导致难产，称为高危妊娠。由于高危妊娠可增加围生期母婴发病率和死亡率，所以应引起孕妈妈的重视。

高危孕妇的特征

孕妈妈年龄小于 16 岁或大于 35 岁；有异常妊娠病史，如自然流产、宫外孕、早产、难产（包括剖宫产）等；各种妊娠并发症，如前置胎盘、胎盘早期剥离、羊水过多或过少、胎宝宝宫内生长迟缓、过期妊娠及母儿血型不合等；各种妊娠合并症，如心脏病、糖尿病、高血压及病毒感染（如风疹、水痘）等；可能发生分娩异常者，如胎盘功能不全、胎位异常、巨大胎宝宝、多胎妊娠、骨盆异常及软产道异常等；妊娠期接触过放射线、化学性毒物或服用过对胎宝宝有影响的药物；患有盆腔肿瘤或有盆腔手术史。

高危孕妇怎么办

选择条件好的医院和保健机构进行产前检查，并且积极配合医生的治疗；学会自我监测技能，如数胎动、识别胎动异常、掌握产检时间；听从医生建议的适度锻炼也是必要的，可以预防妊娠期的各种并发症。除此之外，高危孕妈妈要学会心态平和，因为自我加压和紧张情绪对保胎百害而无一利。其实，高危孕妈妈只要在怀孕期间能按时做好产前检查，密切配合医生的治疗，就能安全度过孕期，平安娩出胎宝宝。要知道，只有良好的心理保健才有利于母婴的身心健康。

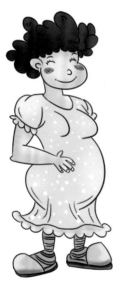

完美准爸爸训练营：即使孕妈妈是高危孕妇，准爸爸也不要盲目地紧张害怕，因为你的情绪和心态会对孕妈妈产生很大的影响。

第81天 孕期感冒要重视

我们的宝贝：有时候，你会好奇地张开嘴巴。通过嘴巴的张合，你不停地吞咽和吐出羊水以获取氧气。

感冒多数是由普通感冒病毒引起，部分由流感病毒引起。高热时产生的毒素可通过胎盘进入胎宝宝体内，影响胎宝宝脑细胞发育，尤其是在怀孕早期危害更大。

孕期感冒巧应对

轻度感冒仅有鼻塞、轻微头痛现象者一般不需用药，应多饮白开水，也可喝些葱白红糖姜水，并注意充分休息，一般三四天可自愈。如果有高热、烦躁等症状，要马上去看医生，在医生指导下采取相应措施对症处理，切不可盲目用退热剂之类的药物。

如何预防感冒

注意保暖，防止季节性感冒。冬季气温低，孕妈妈要注意保暖，根据天气的变化及时添加衣服。特别是足部的保暖十分重要。如果脚部受凉，会反射性地引起鼻黏膜血管收缩，容易受到感冒病毒侵扰。

勤洗手，防止病从口入。孕妈妈要勤洗手，尤其是在碰触了钱、门把手、水龙头等后。孕妈妈还要避免接触患感冒家人使用的碗碟，以免被传染。

要尽量避免前往人群密集的公共场所，防止被传染。

居室要经常开窗通气，并且保持温、湿度适宜。一般来说，适宜的室内温度为17~23℃，相对湿度为40%~60%。

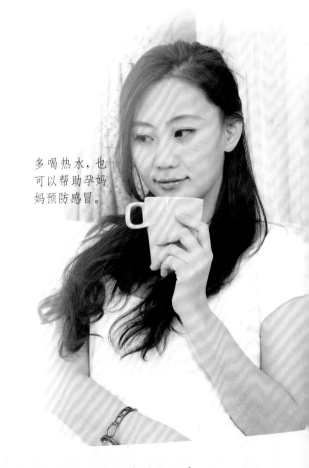

多喝热水，也可以帮助孕妈妈预防感冒。

完美准爸爸训练营：记得关注天气预报，如果是雨雪天气且路况特别不好时，就劝孕妈妈在家休息一天吧，毕竟着凉、感冒和摔跤都是孕妈妈伤不起的。

第82天 小心食品添加剂

我们的宝贝：你的小鼻子已经发育好了，通过它你在妈妈的子宫里自由地呼吸着。和妈妈不同，你吸入和呼出的是羊水，而不是空气。

有些食品添加剂会对胎宝宝造成危害，所以孕妈妈谨慎选择含有食品添加剂的食物。

认识食品添加剂

食品添加剂是为保持食物营养质量，增强食物色、香、味的非营养物质。食品添加剂主要包括防腐剂、抗氧化剂、漂白剂、膨松剂、着色剂、乳化剂、防腐剂、稳定剂和凝固剂、甜味剂、增稠剂、食品用香料等。

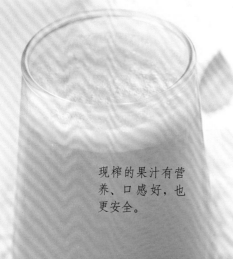

现榨的果汁有营养、口感好，也更安全。

食品添加剂分为天然添加剂和化学合成添加剂。虽然很多人认为天然添加剂更具安全性，但事实证明这一结论太过乐观。食品添加剂是否安全，目前还没有权威的说法。只能说少量食用食品添加剂对人体无碍，无论哪种食品添加剂，只要长期或过量食用都会对人体产生危害。

购物需谨慎

虽然合理食用食品添加剂不会对人体造成危害，但孕妈妈腹中的胎宝宝对各种物质都非常敏感，因此建议孕妈妈尽量购买绿色有机食品。绿色有机食品分为A级、AA级，其中A级食品可以添加有限的化学合成物质，但AA级绿色有机食品则不允许添加任何化学合成物质。

孕妈妈在购买食品和饮料的时候，要注意查看配料表，不买违规使用添加剂的商品。另外，味道浓郁、色彩艳丽的食品化学添加剂过多，建议孕妈妈尽量不购买、不食用。

完美准爸爸训练营：对以往"口无禁忌"的孕妈妈来说现在是痛苦的时期。为了孕妈妈和胎宝宝开心愉快，准爸爸不时地榨杯鲜果汁递到孕妈妈手中，会让她觉得自己所做的一切都是值得的。

第83~84天 警惕孕期抑郁症

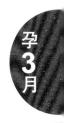

我们的宝贝：如果你是个活泼好动的宝宝，那你现在可以在温暖的子宫里自由地玩耍了，可是因为你现在个头小得像拇指姑娘一样，所以我还感觉不到胎动。

也许正因为人们都坚信，怀孕对女人来说是一种幸福，所以连很多妇科医生都忽视了对孕期抑郁症的诊断和治疗。

孕期抑郁症的症状

如果在一段时间（至少两周）内有以下 4 种或以上的症状，则表明你可能已患有孕期抑郁症。如果其中的一种或两种情况近期特别困扰你，则应该引起你的高度重视。

- ☐ 不能集中注意力
- ☐ 焦虑
- ☐ 极端易怒
- ☐ 睡眠不好
- ☐ 非常容易疲劳，或有持续的疲劳感
- ☐ 不停地想吃东西或者毫无食欲
- ☐ 对什么都不感兴趣，总是提不起精神
- ☐ 持续的情绪低落，想哭
- ☐ 情绪起伏很大，喜怒无常

导致孕期抑郁症的原因

激素的变化将使你比以往更容易感觉焦虑，因此，当你开始感觉比以往更易焦虑和抑郁时，应注意提醒自己，以免为此陷入痛苦和失望的情绪中不能自拔。

家族或个人的抑郁史是导致孕期抑郁的诱因。如果你的家族或你本人曾有过抑郁史，那么当你怀孕时，就更容易患上孕期抑郁症。

另外，人际关系方面出现问题，这也是女人在孕期和产后患抑郁症的主要原因之一。

完美准爸爸训练营：每一个处于孕期的女人都可能患上孕期抑郁症，所以准爸爸要格外注意孕妈妈的情绪变化，你的爱对于孕妈妈来说是最好的情感支撑和信心源泉。

孕4月 宝宝，妈妈很好，你呢

亲爱的宝宝，妈妈很开心，因为我们已经度过了危险期，从今天起，妈妈可以向世界宣告你的存在了。

看啊，风轻云淡，燕子呢喃，小草齐刷刷地挥舞着双手，榆钱儿欢快地在空中打着旋儿，成团成团的柳絮在地上打着滚，鸭子嘎嘎地欢叫着庆祝冰雪的融化……妈妈摸摸微鼓的肚皮，觉得眼前的一切都是那么甜蜜芬芳。亲爱的宝宝，是你让一切变得如此美好。

宝宝，妈妈很好，你呢？

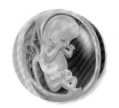 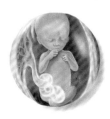 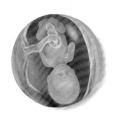 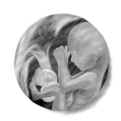

第13周　　　第14周　　　第15周　　　第16周

第85天 第4个月的产前检查

我们的宝贝：你的外生殖器已经发育完善，能够很清晰地辨别出是男孩儿还是女孩儿了。不管是王子还是公主，你都是我们童话小屋里最尊贵的主角。

此月的产前检查，孕妈妈可能会做的项目

☐ 子宫检查

☐ 检查是否有静脉曲张或皮疹

☐ 通过多普勒超声波仪听到胎宝宝的心跳

☐ 通过超声波看到胎宝宝的移动与已经发育成形的各个器官

☐ 如果担心胎宝宝有基因缺陷，可进行三联筛选

☐ 体重及血压检查（此时体重会有明显的增加）

☐ 验尿

☐ 通过超声波检查胎宝宝是否存在缺陷、确认胎宝宝的数目、胎盘的位置及胎宝宝的周数

☐ 与医生讨论你的感觉和关心的问题

读懂你的产检报告单

唐氏综合征筛查：一般在怀孕第15~20周之间会进行一次唐氏筛查，即唐氏综合征产前筛选检查。唐氏综合征又称先天性痴呆或智障，这是一种最常见的染色体疾病。一般唐氏筛查是抽取孕妈妈2毫升血液，检测血清中甲胎蛋白（AFP）和人绒毛膜促性腺激素（HCG）的浓度，结合孕妈妈预产期、年龄、体重和采血时的孕周，计算出"唐氏儿"的危险系数。

完美准爸爸训练营：孕妈妈怀孕期间，准爸爸需要做很多琐碎的事。如果有时间的话，可以陪着孕妈妈一起去产检，有爸爸在身边，胎宝宝也会努力表现得更好的。

第 **86** 天 健康驾车小贴士

我们的宝贝：你已经拥有 20 个牙槽，等将来你长出牙齿后就可以通过咀嚼品尝脆甜的苹果和绵软的桃子了。

自驾族的孕妈妈要特别注意保护自己和胎宝宝的安全。希望下面的安全小贴士能帮助孕妈妈安全驾车，健康快乐地过好每一天。

忌穿高跟鞋

孕妈妈平时走路不要穿高跟鞋了，开车更是要忌讳。拖鞋、塑料底鞋也不可以穿，最好是穿运动鞋或者是布鞋，这样踩离合器或刹车才能更到位，也不会打滑。

盘起长发

开车时，一头乌黑亮丽的长发应该梳起来，尤其是在开着车窗的情况下更应该盘起来，因为车窗外的风很容易把头发吹乱，导致头发挡住视线。

避免车速过快

孕妈妈在开车的时候，尽量保持低速匀速，这样可以有效减少紧急制动、紧急转向。而高速行驶除本身具有危险性外，还缩短了孕妈妈对紧急状况的反应时间，增加了紧急制动和紧急转向的使用频率，容易对孕妈妈和胎宝宝造成惊吓或伤害。

慎开新车

因为新车里面可能会有一些气味，所以新车买回家后应该先开车门车窗，放掉一部分化学气味，然后可以放些竹炭、菠萝或者羊毛垫等可以吸收异味的东西。

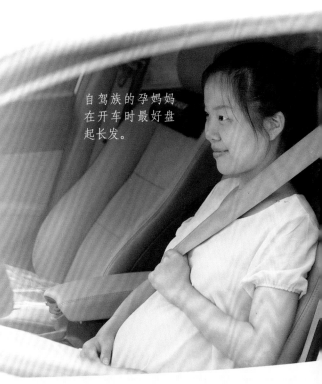

自驾族的孕妈妈在开车时最好盘起长发。

完美准爸爸训练营：如果节假日孕妈妈想要出门，准爸爸应该义不容辞地充当她的司机和保镖，因为这会大大增加孕妈妈和胎宝宝的安全感。

第87天 孕吐终于结束了

我们的宝贝：现在你的脾脏已经发育成形，它的形状像一朵奇怪的蘑菇。通过脾脏，你可以清除自身老化的血细胞，并制造抗体提高自身免疫力。

经过了一个月左右的孕吐时光，孕妈妈终于迎来了云开见月明，突然发现自己对某些气味和食物不再过敏了，即使吃些油腻的食物也不再有呕吐感了。恭喜孕妈妈，这些现象表示难熬的孕吐终于结束了。

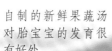

自制的新鲜果蔬汤对胎宝宝的发育很有好处。

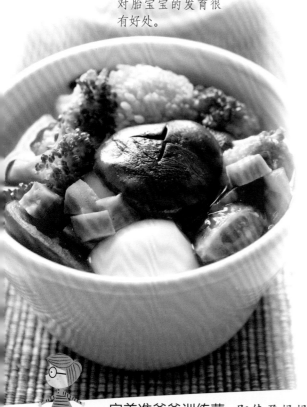

胃口大开

很多孕妈妈在孕早期被孕吐折磨得死去活来，甚至看见食物都会觉得恶心。可是，一旦孕吐结束，孕妈妈就会变得胃口大开，食欲好得似乎可以吞下一头牛。而且，孕妈妈在食量大增的同时，似乎对所有的食物都会表现出极大的热情。

饮食禁忌

如果此前要求孕妈妈不喝咖啡、不喝茶，不吃烧烤、火锅、麻辣烫，处于孕吐中的孕妈妈自然可以轻而易举地做到。可是，对于经历了那么长一段时间的孕吐，胃口终于变得好起来的孕妈妈来说，美食具有不可抵抗的诱惑。

但是，无论如何，孕妈妈在饮食上都不能随心所欲。记住辣椒会让胎宝宝内热加重，对胎宝宝的眼睛不利；烧烤含有致癌物；贝类处理得不彻底容易惹上寄生虫；瓶装的果汁掺有一大堆你根本不了解的食品添加剂……

完美准爸爸训练营： 即使孕妈妈现在变得胃口超好，准爸爸也不能放任自流，满足孕妈妈所有的"馋虫"，毕竟，孕妈妈还身负重任，胎宝宝的健康才是第一位的。

第88天 别再熬夜了

我们的宝贝：你的唾液腺已经可以发挥作用了，当你感到好奇或饥饿的时候，竟然可以不由自主地吞咽分泌出的唾液了。

很多孕妈妈在怀孕前都有熬夜的习惯，不管是工作的需要，还是仅仅为了娱乐，从现在起，改掉这个对自己和胎宝宝有害的习惯吧。

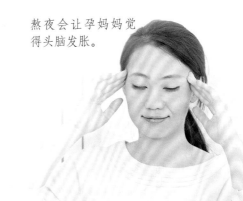

熬夜会让孕妈妈觉得头脑发胀。

熬夜坏处多

处于孕早期的孕妈妈大都嗜睡，可还是有一些任性的孕妈妈喜欢熬夜。有时候你在和朋友聊天或观看电影、电视剧间偶尔抬头一看，钟表的指针警告你已经过了 23:00 了。可任性的你却会想：反正才刚刚怀孕，也没有什么不适，再聊一会儿，再看一集吧。殊不知这样的习惯会对你和胎宝宝带来诸多危害。

首先，孕妈妈休息不好，会导致精神疲乏，进而影响工作。这无形中会增加孕妈妈的工作压力，加重孕妈妈的心理焦虑。其次，孕妈妈经常熬夜会导致内分泌失调，进而影响黄体酮的正常分泌，加大流产的可能性；再次，孕妈妈经常熬夜，面色会发黑，眼圈也会发黑，大大影响孕妈妈的形象；最后，孕妈妈熬夜会影响准爸爸和胎宝宝休息，进而改变胎宝宝的作息习惯，使胎宝宝的生物钟紊乱。

坚持早睡早起

既然熬夜有这么多危害，孕妈妈就赶紧戒掉这个坏习惯，做个早睡早起的健康妈妈吧。坚持早睡早起，可以保证孕妈妈的精力充沛，而且还有助于排出毒素，促进新陈代谢，进而改善孕妈妈的皮肤。最重要的是，胎宝宝也会因为有良好的作息习惯，而发育得更好。

完美准爸爸训练营：不给孕妈妈熬夜的机会，即使面对任性的孕妈妈也要耐心地哄她。当然，准爸爸在这段时期最好也不要熬夜，更不要回家加班。这样才能为一家三口提供一个良好的休息环境。

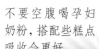

第 **89** 天 孕妇奶粉因人而喝

我们的宝贝：你像雨后的春笋一样，长得非常快，现在你几乎有妈妈的手掌这么长了。

孕妇配方奶粉是在牛奶的基础上，进一步添加孕期所需要的营养素制成的。但是孕妇奶粉是针对特定体质的孕妈妈研制的，并不是所有孕妈妈都可以喝！

不要空腹喝孕妇奶粉，搭配些糕点吸收会更好。

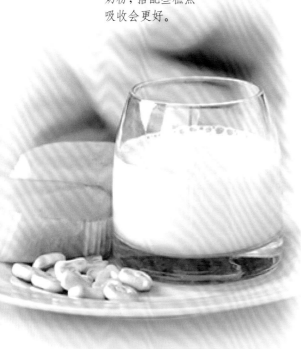

不需要喝孕妇奶粉的孕妈妈

不是每个孕妈妈都需要喝配方奶粉，特别是那些饮食均衡，体重等各项指标在正常值范围内的孕妈妈们，否则可能造成胎宝宝营养过剩，出现巨大儿，孕妈妈本身也有可能因为摄入热量过多而导致肥胖。

需要喝孕妇奶粉的孕妈妈

有的孕妈妈孕早期反应比较厉害，体重增长缓慢，可以每天通过摄入孕妇配方奶粉来补充营养。也有的孕妈妈肠胃消化功能弱导致胎宝宝体重增长缓慢，需要通过喝孕妇奶粉补充营养。另外，体质较弱，有缺铁性贫血或其他妊娠合并症的孕妈妈，应该喝孕妇奶粉。

孕妇奶粉怎样喝才健康

挑选的时候要看厂家、挑口味、看保质期，最好选择大厂家的品牌孕妇配方奶粉；要控制量，不能既喝孕妇奶粉，又喝其他牛奶、酸奶，这样会增加肾脏负担，影响肾功能。

完美准爸爸训练营：如果孕妈妈十分瘦弱，体重增长得也较慢，准爸爸就陪她一起去购买孕妇奶粉吧。

第90~91天 不要戴隐形眼镜了

我们的宝贝：你面庞两颊的肌肉发育得不错，已经可以自由地吮吸你的小手指了。

孕妈妈的眼睛很容易变得干涩，其实这是眼睛自我保护能力下降的表现。因此，怀孕期间，孕妈妈最好不要戴隐形眼镜了，因为很容易引起各种眼疾。

妊娠期不宜戴隐形眼镜

怀孕期间，孕妈妈眼角膜的含水量比常人高，若戴隐形眼镜，容易因为缺氧导致角膜水肿，从而引发角膜发炎、溃疡，甚至导致失明。同时，孕妈妈的角膜曲度也会随着怀孕周期及个人体质而改变，使近视的度数增加或减少。如果勉强戴隐形眼镜，容易因为不适而造成眼球新生血管明显损伤，甚至导致角膜上皮剥落。

另外，一旦隐形眼镜不洁，极易滋生细菌，造成角膜炎、结膜炎等。

什么时候可以再戴

戴隐形眼镜的孕妈妈，在怀孕期间一定要停戴，其实，这时孕妈妈已经发现，眼球变得滑腻腻的，隐形眼镜越来越难戴上去了。最好产后3个月后再重新配戴。

非戴不可时，选择日抛型

若是有重要活动，孕妈妈非戴隐形眼镜不可，就要严格做好镜片清洁保养工作，或是干脆使用日抛式隐形眼镜，用完就扔，对眼睛最健康。然而只要稍有不适症状就要尽快找眼科医生诊治。

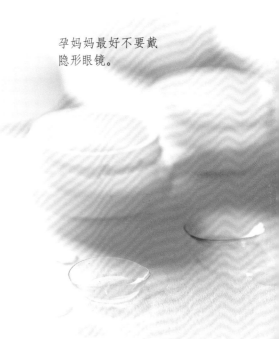

孕妈妈最好不要戴隐形眼镜。

完美准爸爸训练营：大多数孕妈妈戴隐形眼镜是为了漂亮，既然这个东西对孕妈妈没有好处，准爸爸还是赶快用甜言蜜语来哄孕妈妈放弃它吧。

第92天 孕妈妈要注意的正确姿势

我们的宝贝：你的肠已经开始变粗，并形成褶皱，肠内壁也长出很多绒毛，像蜜蜂腿上的绒毛用来粘存花粉一样，肠内壁上的绒毛可以帮助吸取养分。

对孕妈妈而言，姿势不正确易引起整个身体的疲劳与不适。因此，孕妈妈必须保持正确的姿势，充分注意日常动作的正确性。

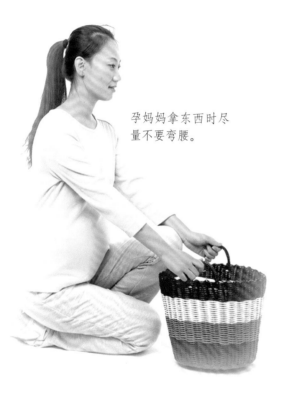

孕妈妈拿东西时尽量不要弯腰。

晾衣

晾晒衣服时不要向上用力伸腰，晾衣绳尽量低一些。

购物

购物时不要行走过多，行走速度不宜快，更不要穿高跟鞋。一次购物不宜多，需要有家人帮忙提重物。

拿东西

将放在地上的东西拿起或放下时，注意不要压迫腹部。要屈膝落腰、完全下蹲、单腿跪下，拿住东西，伸直双膝站起。

做饭

洗菜、淘米时尽量不要把手直接浸入冷水中，尤其是在冬、春季节更应注意，孕妈妈着凉、受寒都对胎宝宝不好。

打扫

擦抹家具时，尽量不要弯腰，妊娠晚期更不可弯腰干活，拖地板不可用力过猛，打扫卫生时避免使用冷水。

完美准爸爸训练营：把洗衣服的任务都交给准爸爸和洗衣机吧，相信看着忙碌做家务的准爸爸，孕妈妈一定会幸福地笑出声来的。

第 **93** 天 为什么会头晕

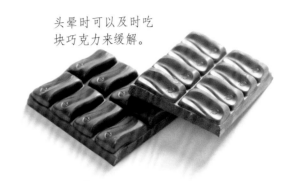

我们的宝贝：你身体的内脏基本都已经发育好，并开始它们的工作，发挥它们的功能了。

由于妊娠使孕妈妈全身出现不同程度的生理变化，孕妈妈如果不能适应这些变化，或者本身体质较弱就会出现多种多样的症状。

头晕的原因

发生在孕早期的头晕，多无不良后果。妊娠后孕妈妈的自主神经系统失调，调节血管的运动神经不稳定，会在体位突然发生改变时，因短暂性脑缺血出现头晕等。

由于妊娠，孕妈妈的血容量增加，以适应胎宝宝的生长需要。此时孕妈妈的血循环量可增加 20%~30%，其中血浆增加 40%、红细胞增加 20% 左右，血液相应地稀释，形成生理性贫血，使孕妈妈感到头晕。

由于妊娠反应引起进食少，常伴有低血糖，因而孕期容易引起头晕。特别是在突然站起、长时间站立、洗澡或在拥挤的人流中更易发生。

头晕时可以及时吃块巧克力来缓解。

如何预防头晕

为预防发生头晕的情况，孕妈妈应注意站立起身时速度要慢，并避免长时间站立，如果发生上述症状时应立即蹲下，或躺下休息一会儿。若经常出现这种现象，就有患贫血、低血压、高血压、营养不良或心脏病的可能，应及时就医检查。

如果头晕发生在妊娠晚期，特别是伴有水肿、高血压等症状时，绝不能等闲视之，它常是某些严重并发症如子痫的先兆，应尽快就诊，否则后果极为严重。

完美准爸爸训练营： 在孕妈妈随身携带的背包里放几块巧克力吧，低血糖的孕妈妈可以在需要的时候食用，以补充体力，这样可以有效缓解头晕。

第94天 坐骨神经痛

我们的宝贝：你的小手指现在可以自由活动了，如果现在有一架小钢琴，你一定会玩得不亦乐乎的。

很多孕妈妈都会抱怨自己患有坐骨神经痛，严重的已经影响到她们正常的生活。

坐骨神经痛的症状

很多孕妈妈在孕期都经历过坐骨神经痛。患有坐骨神经痛的孕妈妈会觉得臀部疼痛、麻木，甚至伴随着针刺样的感觉，严重者会导致活动困难，比如不能站立、走动或翻身。

坐骨神经痛的原因

孕妈妈如果缺钙或缺 B 族维生素会引发坐骨神经痛；不断增大的子宫压迫到坐骨神经引发孕妈妈坐骨神经痛。

坐骨神经痛怎么办

有坐骨神经痛的孕妈妈要注意休息，不要提拿重物。因为劳累只会加重孕妈妈盆骨压力，使病情加重；补充钙和 B 族维生素，可以避免骨质疏松和缓解坐骨神经痛；避免睡软床。坐骨神经痛是因为坐骨神经受压迫而导致的，硬板床可以为骨盆提供很好的支撑，避免孕妈妈的病情加重。

如果孕妈妈的病情十分严重，感觉到疼痛难忍，则应该及时求医问诊。

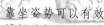
靠坐姿势可以有效缓解孕妈妈的坐骨神经痛。

完美准爸爸训练营：孕妈妈的坐骨神经如果痛的话，准爸爸可以为孕妈妈按摩一下，这样可以有效缓解症状。除此之外，让准备入睡的孕妈妈在腰下垫一个枕头，不仅可以缓解腰疼，还可以减少子宫对坐骨神经的压迫。

第95天 乳糖不耐受怎么办

我们的宝贝：你每天待在这个鹅蛋大的空间里，有时候会感到很无聊，这个时候你会像小鱼在小河里一样，吹个泡泡自娱自乐。

很多孕妈妈在领取产检报告时，产检医生会告诉你有乳糖不耐受症。究竟什么是乳糖不耐受？乳糖有什么作用呢？孕妈妈应该怎样补充乳糖呢？

乳糖的作用

乳糖是糖类中的一种。哺乳动物的乳汁是乳糖的主要来源。乳糖对孕妈妈和胎宝宝来说都十分重要。因为孕妈妈的大脑、肌肉、神经等活动需要乳糖提供的热量，如果缺少乳糖，孕妈妈就会出现头晕、恶心等症状。乳糖是胎宝宝发育不可缺少的营养成分，对促进胎宝宝的大脑、神经的健全发育至关重要，如果胎宝宝吸收不到足够的乳糖，就会发育迟缓。乳糖还可以促进钙的吸收，促进乳酸菌的形成，对骨骼和肠胃有保护作用。

什么是乳糖不耐受

乳糖不耐受主要是指由于人体肠胃中缺乏专门消化乳糖的乳糖酶，而造成人体在食用乳糖出现消化不良后引起的各种不适，比如腹痛、腹泻等。

怎样补充乳糖

乳糖不耐受的孕妈妈虽然身体缺少乳糖，却不能通过饮用牛奶或其他动物乳汁来进行补充。那么孕妈妈究竟应该怎样补充乳糖才能使身体更好地吸收呢？

首先，孕妈妈切忌空腹饮用牛奶或其他奶制品，因为这样会刺激肠胃，加重乳糖不耐受症状；孕妈妈可以"少食多餐"的方式每天多次饮用牛奶，这样不仅不会加重肠胃的消化负担，而且吸收会更好；孕妈妈可以通过饮用酸奶来补充乳糖，因为酸奶中很大一部分乳糖已经被溶解，便于吸收。乳糖不耐受严重的孕妈妈要尽早求医问诊，通过服用乳糖酶缓解病情。

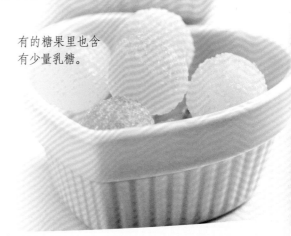

有的糖果里也含有少量乳糖。

完美准爸爸训练营：如果孕妈妈属于乳糖不耐受群体，准爸爸要贴心地在冰箱里存放一些新鲜的酸奶。另外面包、糖果、饼干、奶酪都含有乳糖成分，看看孕妈妈喜欢吃什么，就在家里准备一些这样的小零食吧。

第96天 唐氏综合征筛查

我们的宝贝：今天，通过一种叫多普勒的听力装置，我可以清楚地听到你强有力的心跳声。

一般在怀孕第15~20周之间会进行一次唐氏筛查，即唐氏综合征产前筛选检查的简称。唐氏综合征又称先天性痴呆或智障，是一种最常见的染色体疾病。一般唐氏筛查是抽取孕妈妈2毫升血液，检测血清中甲型胎蛋白（AFP）和绒毛膜促性腺激素（HCG）的浓度，结合孕妈妈预产期、年龄、体重和采血时的孕周，计算出"唐氏儿"的危险系数。

对孕妈妈来说，胎宝宝的健康重于一切。

唐筛的准确率

其实唐氏筛查只能筛检出60%~70%的唐氏综合征患儿，不能明确胎宝宝是否患上唐氏综合征。另外，即使化验指数正常，也不能保证胎宝宝肯定不会患病。如果是高危孕妇，通过进行羊水穿刺或绒毛检查，可以排除唐氏儿的可能。

与唐氏综合征相关因素

有研究指出，唐氏综合征与孕妇年龄有很大关系。孕妈妈和准爸爸年龄越大，胎宝宝患病率越高。另外，孕前和孕期的病毒感染、环境污染、吸烟酗酒等也是诱发唐氏综合征的重要原因。

完美准爸爸训练营：孕妈妈对待每次孕检都会提心吊胆、忧心忡忡，准爸爸千万不要抱怨孕妈妈总是小题大做，因为胎宝宝的健康对现在的孕妈妈来说比什么都重要。

第 **97~98** 天 关于唐氏筛查报告单

我们的宝贝：之前你的肌肉和神经发育都不完全，所以即使活动起来也有点机械。但是现在，你的反应已经很灵活，活动起来也跟新生儿一样了。

了解了唐氏综合征是怎么回事后，我们来解读一下唐氏筛查报告单吧。

HCG

为绒毛膜促性腺激素的浓度，医生会将这些数据连同孕妈妈的年龄、体重及孕周通过计算机测算出胎宝宝患唐氏综合征的危险度。

AFP

是女性怀孕后胚胎肝细胞产生的一种特殊蛋白。作用是维护正常妊娠，保护胎宝宝不受母体排斥（起保胎作用）。这种物质在妊娠第 6 周就出现了，随着胎龄增长，孕妇血中的 AFP 含量越来越多，最多时可达 1 毫克 / 毫升。胎宝宝出生后，孕妇血中的 AFP 含量会逐渐下降至 20 微克 / 毫升（相当于健康人的正常含量）。当人体患肝癌时，正常人血中含量很低的 AFP 会升高，这是因为肝癌细胞也能产生 AFP 的缘故。

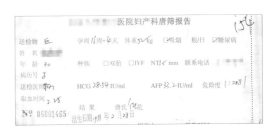

危险度

是一个比值，本报告中的 1:2081 表明在 2081 个具有相同数据的孕妈妈中，仅有一人的胎宝宝具有患唐氏综合征的危险。一般来讲，这个比值低于 1/270，就表示危险度较低，胎宝宝患唐氏综合征的概率很低。

结果

其实，孕妈妈在这张报告单上最需要关注的就是这个结果了，"低危"即表明低危险，孕妈妈大可放心。但万一出现"高危"字样，孕妈妈也不必惊慌，因为高风险人群中也不一定都会生出唐氏儿，这还需要进行羊水细胞染色体核型分析确诊。

完美准爸爸训练营：即使唐氏筛查检查结果显示的危险度较低，孕妈妈可能还是比较担心。体贴的准爸爸千万不要笑话孕妈妈的多心，温柔地告诉她"亲爱的，我们的宝贝一定是最棒的"，会让孕妈妈踏实很多。

第 **99** 天 明明白白做 B 超

我们的宝贝：以前的你头和躯干紧连着，看起来很像稻田里的稻草人。现在你的脖子发育成形，身高也长了一大截。

一般来说，B 超对胎宝宝是安全的。但是，根据国外的一些资料显示，照 B 超时间过长或过于频繁，对胎宝宝还是存在一定的影响。因此，一般情况下，孕妈妈只需做三四次 B 超就可以了。

通过做 B 超，孕妈妈可以了解胎宝宝的发育状况。

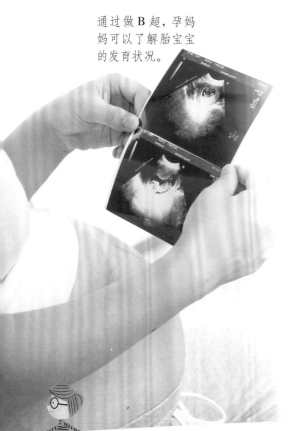

孕早期

在停经 6 周后，孕妈妈应通过 B 超确定宫内妊娠是否正常。例如宫腔内探查不到任何妊娠征象，而在子宫腔外探到异常的包块，结合其他的临床表现和实验室检查结果就可以考虑宫外孕的可能。

孕中期

在孕 16 周左右需要再做一次 B 超，可以了解胎宝宝生长发育的大体情况。在孕 22~24 周再复查一次 B 超，通过 B 超能够比较清晰地了解胎宝宝组织器官发育情况，从而了解胎宝宝是否存在畸形。如有畸形，此时终止妊娠，是比较适宜的。

孕晚期

从孕 36 周到预产期，为安全起见，可以做 B 超以明确羊水多少和胎盘的功能，以及胎宝宝有无脐带绕颈。如果有羊水过少、胎盘老化、胎宝宝脐带绕颈等情况，应根据胎宝宝的头径和骨骼测量判断胎宝宝的体重，以确定选择何种分娩方式。

完美准爸爸训练营：即使各种妊娠病症发生的概率很低，孕妈妈仍是在每次孕检前如临大敌。准爸爸一定要理解孕妈妈的感受，体谅孕妈妈的初衷，给孕妈妈更多的爱和支持。

第100天 教你看懂B超单

我们的宝贝：现在你可以做很多动作了，攥攥小拳头，左右扭扭脖子，转动一下小脑袋，尽管很多时候这些小动作是没有具体目的的，但是通过多加练习，你就会变得越来越灵活。

怀孕期间，孕妈妈将做三四次的超声波检查，可是上面的一项一项的英文简写都是什么意思呢？这里将为你提供一些参考。

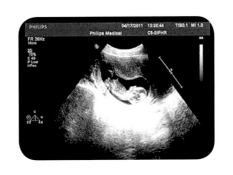

双顶径（BPD）

双顶径指胎宝宝的头部的最大直径。怀孕到足月时双顶径应达到 9.3 厘米或以上。按一般规律，在孕 5 个月以后，双顶径值基本与怀孕月份相符，也就是说，孕 28 周（7 个月）时 BPD 约为 7.0 厘米，孕 32 周（8 个月）时约为 8.0 厘米，以此类推。

头围（HC）

即胎宝宝头部的周长。

肱骨长（HL）

胎宝宝上臂的骨骼长度。

股骨长度（FL）

是胎宝宝大腿骨的长度，它的正常值与相应的怀孕月份的 BPD（胎头双顶径）值差 2 厘米左右，比如说 BPD 为 7.0 厘米，股骨长度应为 5.0 厘米左右。

腹围（AC）

即绕胎宝宝腹部一周的长度。

脐带血流比值（A/B）

脐带内血液流动的情况。通常 24 周以前大于 4.0，30 周后小于 3.0。

胎心

胎心频率正常为每分钟 120~160 次之间。

羊水指数（AFI）

一般处于 5~18 厘米即为正常。羊水过多或过少对胎宝宝都不利。

完美准爸爸训练营：别指望怀孕中的女人记一大堆抽象的字母和数字，准爸爸如果也觉得要记下这些项目名称和标准值比较麻烦的话，就把它存进手机备忘录里，以免孕妈妈询问时你却一问三不知。

第**101**天 提前预防妊娠纹

我们的宝贝：虽然现在你的体重只有 30 克左右，可是你已经能够通过学习更多动作来排遣寂寞了。比如抓抓自己的脚趾头，扭扭脚踝等。

只要一说起妊娠纹，许多孕妈妈就会谈"纹"色变。如何对妊娠纹说"不"呢？专家认为，由于妊娠纹产生后就不太可能完全消除，因此在孕期的预防工作就显得格外重要，建议孕妈妈从孕早期开始就采取以下的行动。

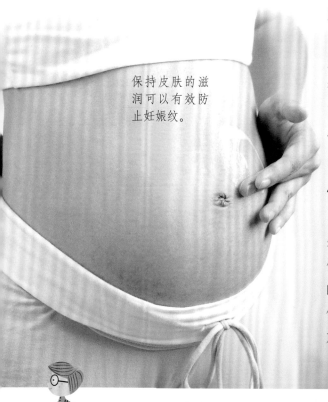

保持皮肤的滋润可以有效防止妊娠纹。

控制体重

如果孕妈妈孕期体重增长过快，皮下组织会被过分撑开，皮肤中的胶原蛋白弹性纤维断裂，就容易产生妊娠纹。因此孕妈妈适当控制体重，可以有效防止和减轻妊娠纹的产生。

坚持按摩

适度按摩肌肤，尤其是按摩那些容易堆积脂肪产生妊娠纹的部位，如腹部、臀部下侧、腰臀之际、大腿内外侧、乳房、腋下等，可以有效地增加皮肤和肌肉的弹性、保持血流顺畅，避免撕拉皮肤中的胶原蛋白弹性纤维，减轻或阻止妊娠纹的产生。

保持滋润

干燥的肌肤，皮肤被拉扯的感觉会格外强烈。孕早期，孕妈妈就可以选用适合体质的乳液，再做重点部位按摩。做肌肤的保湿护理，可增加肌肤的柔软度和弹性，使得皮肤组织在脂肪堆积扩张时，能够更加适应。

完美准爸爸训练营：即使孕妈妈长妊娠纹了，准爸爸从心里到表情都不要表现出丝毫的嫌弃。要知道怀孕后身体的很多变化令孕妈妈应接不暇，如果准爸爸能够像以往一样呵护孕妈妈的话，她的委屈一定会减少很多。

第 102 天 了解生育保险

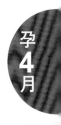

我们的宝贝：你的头部形状已经定下来了，也许是对自己身体的不断变化感到惊叹，有时候你会咂咂嘴唇。

很多孕妈妈对"生育保险"这个词并不陌生，但是生育保险究竟是什么？申领生育津贴需要走哪些程序呢？

生育保险是什么

《中华人民共和国社会保险法》规定"生育保险待遇包括生育医疗费用和生育津贴"，其中生育医疗费用包括产检、住院生产和节育绝育手术所产生的费用；生育津贴则包括带薪产假和节育绝育手术带薪休假，生育津贴按照职工所在用人单位上年度职工月平均工资计发。

本地户口生育保险如何申领

本地人参加生育保险的，住院生产费用可以通过社保卡直接报销，产检费和生育津贴的申领则需要在生产后凭相关证件到公司行政部或街道社保中心办理。具体程序需要申报人持本人身份证原件及复印件、结婚证原件和复印件、男女双方户口本原件（有的办事处要求户口本婚姻状况必须为"已婚"）和复印件、准生证原件及复印件、出生证明原件及复印件、社保卡、有转账功能的存折原件和复印件、产检费用发票等相关证件办理。需要特别注意的是，各个地方的社保中心需要的证件和材料可能不太一样，要申领生育津贴和报销生育费用的孕妈妈和准爸爸要提前打听好，以免到时候影响报销。

异地户口生育保险如何申领

如果孕妈妈或准爸爸是异地户口，在本地参加社保的，不管孕妈妈是在参加社保地产检生育，还是在异地产检生育，都可以报销这些医疗费用并申领生育津贴。孕妈妈要提前在户口所在地（也可在准爸爸户口所在地）办理《流动人口婚育证明》，并携带身份证、户口本、结婚证、准生证、出生证明、社保卡、暂住证、流动人口婚育证明、单位出具的工作证明的原件和复印件到参保地社保中心领取《外地人员计划生育服务联系单》，然后再凭上述所有材料和费用发票到公司行政部或社保中心报销申领。

完美准爸爸训练营：除了像《流动人口生育证明》这样必须要孕妈妈本人办理的证件外，准爸爸要尽量提前准备好其他的证件。

第103天 合理饮食补充营养素

我们的宝贝：你是一个调皮的小捣蛋，闲着无聊的时候就开始练习踢腿，只要你的脚能接触到的地方，你就会使劲地蹬踹。可是现在你的力量还太小，迟钝的妈妈还是感觉不到。

现在是胎宝宝发育的关键时期，他每天以前所未有的速度成长，需要摄入丰富多样的营养。孕妈妈可以通过合理饮食补充营养素。

多吃含膳食纤维的食物

孕妈妈应该摄入足够的膳食纤维，可以增强自身的免疫力，保持消化系统的健康，也可以有效地预防妊娠合并症的发生，还可以起到通便、利尿、清肠健胃的作用。谷类（特别是一些粗粮）、豆类及一些蔬菜、薯类、水果等都是不错的选择。目前也有一些含膳食纤维高的保健食品上市，由于食用非常方便、体积小、无异味，是孕妈妈较好的选择。

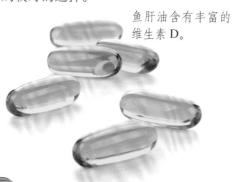

鱼肝油含有丰富的维生素D。

多吃含钙和维生素D的食物

现在是胎宝宝长牙根的时期，对钙的需求量增加。如果供给不足，胎宝宝就会抢夺母亲体内储存的钙；钙缺乏严重时，胎宝宝也容易得"软骨病"。因此，继续补充维生素D和钙质，对宝宝拥有一口好牙极其重要，同时也有利于其骨骼发育。

含钙质丰富的食物有奶、奶制品、虾皮、芝麻酱、黄豆、萝卜缨。含维生素D丰富的食物有鱼肝油、动物肝脏、蛋黄、奶类（脱脂奶除外）、鱼、虾、口蘑、白萝卜等。

多吃含锌的食物

本月开始，孕妈妈需要增加锌的摄入量，缺锌会造成孕妈妈的嗅觉、味觉异常，食欲减退，消化和吸收功能不良，免疫力降低。富含锌的食物有生蚝、动物肝脏、口蘑、赤贝等，生蚝中含锌量尤其丰富，不过锌的摄入量每天不宜超过20毫克。

完美准爸爸训练营：现在有一些专门针对孕妈妈的饭店或餐馆，他们的菜肴多具有清淡营养的特点，细心的准爸爸不妨搜罗一下。相信偶尔到外面就餐，享受一下营养且好吃的美味，一定会让孕妈妈非常开心。

第 104~105 天 孕期"做爱做的事"

我们的宝贝：你在妈妈的子宫里开始练习如何用手指抓东西了，看来，你一定是个爱学习的宝宝。

孕妈妈在怀孕期间，受心理和内分泌的影响，性欲会有所下降或变得强烈。只要避开孕前 3 个月和最后 3 个月，孕妈妈和准爸爸一样可以"做爱做的事"。

有"爱"的孕中期

在孕中期，胎盘已经形成，妊娠较稳定，性器官分泌物也增多了，是性感高的时期。此时期虽可以有性生活，但应当有所节制。尽量选择比较舒服省力的姿势，同时要考虑腹部免受压迫，并兼顾性生活前爱抚部位的接触。

安全惬意的姿势

女上男下，孕中期性生活选择此种姿势比较理想。女方可控制节奏和深度。男上女下式，男方在上面，但应注意双手支撑，以免对女方腹部造成压迫，这种姿势可一直运用到腹部隆起过大为止。坐入式，女方面对面坐在男方双腿之上（适合腹部不太大的时期）。当孕妈妈腹部变大时，女方可转过身体采用坐姿后入式。后入式，女方采取跪趴式，以膝部与肘部支撑身体，男方采取跪姿后入式。此姿不会压迫腹部，且不影响男方对女方的爱抚。

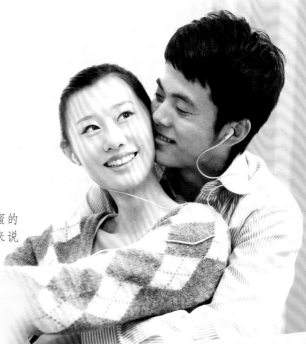

孕妈准爸每天甜蜜的拥抱，对胎宝宝来说也是很幸福的呦！

完美准爸爸训练营：需要提醒一下，即使准爸爸和孕妈妈在"相爱甚深"的时候，也不要忘了孕妈妈的肚子里还有一个可爱的胎宝宝。所以准爸爸一定要控制自己，对待孕妈妈要轻柔，以保证胎宝宝的安全。

第 **106** 天 孕期房事讲究多

我们的宝贝：以前你的身体像拱出泥土的蒲公英的嫩芽，柔软微弱。由于不断地吸收钙，你的骨密度增大，脖子也慢慢地变直。

孕期，如果性生活不卫生会对胎宝宝造成伤害，而且也可能使孕妈妈患上一些妇科疾病。所以孕期性生活要格外讲究。

不可缺少安全套

孕期性生活最好使用安全套或做体外排精，这是因为男性精液中的前列腺素被阴道黏膜吸收后，可促使怀孕后的子宫发生强烈的收缩，不仅会引起孕妈妈腹痛，还易导致流产、早产。

另外，怀孕期间，孕妈妈阴道分泌物增加，阴道内环境改变，很容易滋生霉菌，因此在进行性生活时，准爸爸使用安全套，可以减少体液的接触，避免引起孕妈妈阴道感染、子宫颈发炎以及早期破水等情况。

事前清洁很重要

孕期性生活一定要注意清洁卫生，这是因为处于特殊时期的孕妈妈更容易感染病菌。所以孕妈妈和准爸爸在性交前要排尽尿液、清洁外阴和生殖器。孕妈妈在性交后也要立即排尿并洗净外阴，以防引起上行性泌尿系统感染和宫腔内感染。

身体不适莫勉强

性交过程中，孕妈妈如果感到腹部发胀或疼痛，应该暂时中断休息一会儿，等胀痛感消失后，再继续。如果一种体位让你很不舒服，应要求更换其他的体位，准爸爸也要时刻关注孕妈妈的反应，双方亲密配合，才会让孕期性生活更快乐。

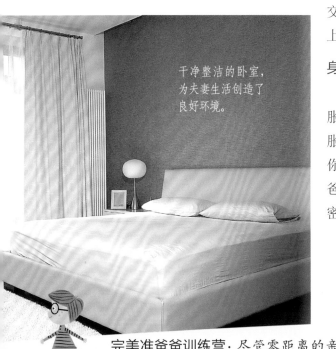

干净整洁的卧室，为夫妻生活创造了良好环境。

完美准爸爸训练营： 尽管零距离的亲密接触会让孕妈妈和准爸爸的性事更甜蜜，但是，为了孕妈妈和胎宝宝的健康和安全，准爸爸和孕妈妈还是让小套套充分发挥它的作用吧。

第 **107** 天 正确认识胎教

我们的宝贝：你脊背上的肌肉像顽强的爬山虎一样不停地生长延伸，直到覆盖你的整个躯体，将你变成一个坚强有力的宝宝。

从现在起，将胎教计划付诸实践吧，精心准备一份独一无二的孕期胎教方案，让胎宝宝从中感受艺术的熏陶、体验语言的奥妙、徜徉知识的海洋、接受美丽事物的熏陶……

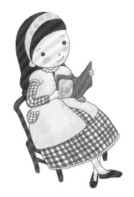

胎教很重要

胎教是调节孕期母体内外环境，促进胚胎发育，改善胎宝宝素质的科学方法。胎宝宝具有神奇的潜能，而胎教能够激活胎宝宝内部的潜力。育儿专家曾对接受过胎教的婴儿进行行为测评，发现经过胎教的宝宝出生后在情绪方面、视听等感觉能力方面、小手的抓握能力方面都表现得更优秀。胎教不仅是怀孕以后才做的事，实际上孕前为胎宝宝提供一个优良的生长环境，夫妻两人良好的精神状态都会对将来的宝宝产生影响。

胎教不是培养天才

不少人认为胎教的目的是为了培育小天才，创造奇迹，这种想法其实是对胎教的误读。胎教是促进孕妈妈身体健康，预防胎宝宝发育不良，及培养胎宝宝气质品格的调养方法，它不能改变遗传因素，也无法预知宝宝出生后的教育和环境，所以也不能确保培养出"天才"。

规律的作息也是胎教

即使在一天之中，人体的运作也存在着周期性规律。若身体遵循此规律作息，按时吃饭、睡眠，能让身体更加健康，而混乱的作息会打乱身体的运行规律，致使激素分泌紊乱，进而影响健康。要想拥有健康、聪明的宝宝，夫妻二人从备孕期间直到分娩都应规律作息，按时吃饭、睡觉，保持良好的身体素质。和谐的夫妻生活，也是重要的胎教内容。

完美准爸爸训练营： 选择一本好评率高的胎教书和胎教故事书，和孕妈妈一起学习情绪胎教、音乐胎教、语言胎教、故事胎教、美学胎教、智力胎教等胎教方法。

第 **108** 天 产检前需要注意的小细节

我们的宝贝：前段日子你的脑袋发育得特别快，现在它已经趋于完善，所以发育的速度逐渐减慢。这个时候，躯体却在以前所未有的速度发育着。

因为产科的例行检查需要孕妈妈穿脱衣服，所以在着装上孕妈妈需要注意一些细节。

产检时穿上下分身的衣裤，便于做 B 超、胎心监测等。

脸部

有些医生会通过脸色来判断你的健康状态，尽量不要浓妆艳抹，可以适当化淡妆。事实上，浓妆中的有害物质很可能会进入血液循环，对胎宝宝也不利。

身体

身体要保持整洁，最好提前一天或当天洗个澡，换上干净、宽松的内衣。特别要提醒孕妈妈的是，如果是当天洗的澡，一定要等头发彻底干透了再出门，感冒了可不是什么好事情。

衣着

最好是容易穿脱的宽松裤子，也可以是宽裙子，内诊时候就不会给自己造成太大的麻烦。要穿舒服的鞋子，且要方便穿脱。检查水肿的时候是要脱掉鞋袜的，所以最好不要穿高过膝盖的袜子。孕妈妈要尽量避免穿连衣裙，因为做超声检查的可能是男医生。

完美准爸爸训练营：孕妈妈如果要洗澡，准爸爸要注意水的温度不要太高。夏天和人体温度接近即可，冬天可稍微调高，因为过高的温度会刺激孕妈妈的皮肤和子宫。

第 109 天 健康饮水好处多

我们的宝贝：这两天你圆圆嫩嫩的小脚趾上正在长出薄如蝉翼的指甲，它们像一片花瓣一样慢慢伸展。

因为尿频和内分泌变化，孕期水分的需要比平时要多，孕妈妈要掌握安全饮水的原则，以保障孕期及时补充水分，同时也要注意避免饮用含有有害物质和杂质的水。

起床后先喝水

早饭前 30 分钟喝 200 毫升的温开水，可以温润胃肠，使消化液充分分泌，以促进食欲，刺激肠胃蠕动，有利于定时排便，防止痔疮、便秘。

不要口渴才喝水

口渴说明体内水分已经失衡，脑细胞脱水已经到了一定的程度。孕妇饮水应至少每隔 2 小时一次，每日要喝 1600 毫升左右的水。

不喝久沸的开水

水在反复沸腾后，水中的亚硝酸银、亚硝酸根离子以及砷等有害物质的浓度相对增加。长期喝久沸的开水，会导致血液中的低铁血红蛋白结合成不能携带氧的高铁血红蛋白，从而引起血液中毒。

不喝储存过久的水

孕妈妈不要喝在热水瓶中储存时间超过 24 小时的水，因为随着瓶内水温的逐渐下降，水中含氯的有机物会不断地被分解成为有害的亚硝酸盐，对身体的内环境极为不利。

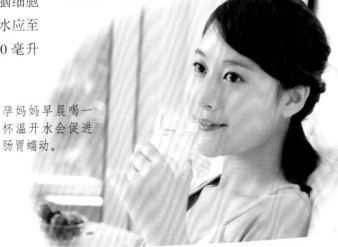

孕妈妈早晨喝一杯温开水会促进肠胃蠕动。

完美准爸爸训练营：记得暖瓶里的水最好不要隔夜存放，每天煮一壶滚烫的开水，你的细心可以为你和孕妈妈之间的感情保温。

第 **110** 天 合理控制体重

孕**4**月

我们的宝贝：生命是一树一树的花开。你的手指甲像一粒种子一样正在积蓄力量，准备随时"破土而出"。

随着怀孕期间子宫、胎宝宝、胎盘、羊水、乳房等器官重量的不断增长，孕妈妈的体重必然会增加。然而有的孕妈妈整个孕期的体重增长竟然可以达到 30 千克，而有的孕妈妈的体重却增长了不到 10 千克，究竟应该如何控制，才能使体重科学地增长呢？

孕期增重的适宜范围

一般来说，孕期的理想增重范围是 11~15 千克，但是这个数值只适合于体重正常，且只怀有一个宝宝的情况。如果你的体重不在正常范围之内，或者是双胞胎或多胞胎，那就另当别论了。

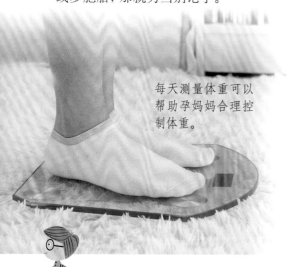

每天测量体重可以帮助孕妈妈合理控制体重。

孕妈妈需要知道，如果自己的体重增长过少，则可能造成胎宝宝营养不良，发育缓慢，严重的可能造成胎停育；如果孕妈妈体重增长过快，过高，则可能导致胎宝宝营养过剩而成为巨大儿，给孕妈妈的生产带来不便。

除此之外，孕妈妈体重过轻，很容易因缺铁性贫血而发生头晕、昏迷。而孕妈妈体重增长过快的话，会使皮肤的弹性纤维和胶原纤维断裂而出现妊娠纹。众所周知，妊娠纹可以预防，但很难消除。所以，为了健康的美丽，孕妈妈要科学地控制体重。

如何合理控制体重

孕妈妈要想科学合理地控制体重，首先要养成良好的饮食习惯，坚持营养均衡，少食多餐，切忌暴饮暴食。其次，孕妈妈要坚持合理地运动，每天散散步、做做操，运动量以保持正常的心跳、不气喘为宜。

完美准爸爸训练营：准爸爸买一台漂亮的体重秤送给孕妈妈，这样可以方便孕妈妈每天测量体重。

第 111~112 天 一起来做孕妇操吧

我们的宝贝：你像春天雨后的麦苗，对生长有着急切和执着的热情，现在的你，无论是身长还是体重都是两周前的 2 倍。

孕中期开始到分娩前，胎宝宝的发育比较稳定，孕妈妈常做孕妇操，可以促进身体血液循环，增强腹部及骨盆肌肉力量，增加产力，减轻紧张情绪。选择一个合适的时间，放松心情，一起来做孕妇操吧！

锻炼骨盆

动作一，坐在床上，双脚脚掌相贴，向身体靠近，坐直。双膝上下活动，宛如蝴蝶振翅，重复 10 次。

动作二，同一姿势，吸气伸直脊背，呼气身体稍向前倾，重复 10 次。双手分别放在两膝上，呼气时轻轻下压膝盖，吸气时慢慢收回，共做 10 次。

动作三，躺在床上，单膝屈起，膝盖慢慢向外侧放下，左右各 10 次。

动作四，双膝屈起，左右摇摆至床面，慢慢放松，左右各 10 次。

强化会阴部的肌肉

动作一，仰卧，两腿交叉向内侧夹紧、紧闭肛门，收紧会阴肌肉，然后放松。重复 10 次后，把下面的腿搭到上面的腿上，再重复 10 次。此动作不宜久坐，以免胎宝宝缺氧。

动作二，日常站立或坐着时，可随时做提肛运动。收紧会阴肌，像憋住大小便那样，5~10 秒后放松。每次重复 10 次。

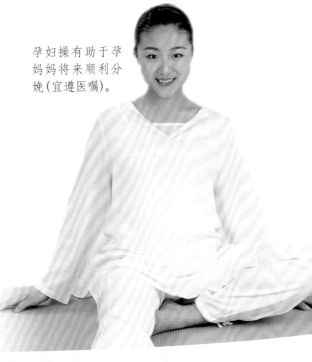

孕妇操有助于孕妈妈将来顺利分娩（宜遵医嘱）。

完美准爸爸训练营：处于孕期的女人，本身就很容易疲惫。如果准爸爸在孕妈妈做操之后，递上一把热毛巾，孕妈妈一定会为你的体贴而感动的。

孕5月 宝宝动了,老公你来听听

　　胎宝宝就像是一粒种子,你温暖的子宫就是他肥沃湿润的黑土。每天,在你不注意的每分每秒,小家伙都在贪婪地汲取营养,努力地成长。如果你闭上眼睛,侧耳倾听,你会听见类似稻子抽穗、玉米吐缨的声音,那是胎宝宝在成长。

　　今天,耐不住寂寞的小家伙终于爆发他的小宇宙了,他用尽全身的力气踢蹬着你的子宫,试图引起你的注意。幸福的孕妈妈,如果这是胎宝宝的第一次胎动,记得一定要及时回应啊。轻轻地拍拍他,摸摸他,聪明的小家伙也会非常兴奋的。这时候,如果准爸爸能积极参与,和小家伙轻轻说几句话,那他会马上变得安静,因为他可能在想这个熟悉的声音是谁的呢。

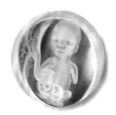 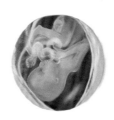 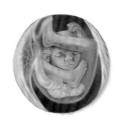 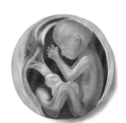

第 17 周　　　　第 18 周　　　　第 19 周　　　　第 20 周

第113天 第5个月的产前检查

我们的宝贝：这个月你的生长速度很快。对爸爸和妈妈来说，幸福是你的存在，你的成长，是因你而来的甜蜜时光。

此月的产前检查，孕妈妈可能会做的项目

- ☐ 子宫检查
- ☐ 检查你的乳房和皮肤
- ☐ 检查手、脚有无肿胀和静脉曲张
- ☐ 体重与血压检查
- ☐ 验尿
- ☐ 听胎宝宝的心跳
- ☐ 必要时，可通过超声波看看胎宝宝(超声波胎宝宝筛选)
- ☐ 胎宝宝的活动能力评估：胎宝宝多久动一次，以及你的感觉如何
- ☐ 与医生讨论你的感觉和关心的问题

读懂你的产检报告

颈部透明膜(NT)小于0.3厘米为正常。

头臀长度(CRL) = 孕周 −6.5厘米，这些只适用于7~12周。随着孕周的增加，头臀长度会每周增加0.4~1.6厘米。

羊水深度在3~7厘米为正常。

胎儿的正常心率在120~160次/分。

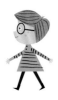

完美准爸爸训练营：准爸爸陪孕妈妈去做产检时，记得带上装满热水的保温杯。因为产检可能需要一上午的时间，孕妈妈现在千万不可以缺水，而购买的瓶装水对孕妈妈来说会比较凉，容易引起孕妈妈腹痛或腹泻。

第114天 学会数胎动

我们的宝贝：你的身长快要达到出生时的一半了。现在的你几乎是我们的整个世界，唯愿你健康成长。

一般来说，孕妈妈会在怀孕 18~20 周就感觉到胎宝宝在肚子里蠕动了，在怀孕 28~38 周时是胎动最为活跃的时期。因为胎动是孕妈妈了解胎宝宝健康状况的最简易的方法，医生可能会要求你每天数一数胎动次数。

胎动频繁的时间

夜晚睡觉前：通常，胎宝宝在晚上动得最多，主要是因为孕妈妈往往在这个时间才能静下心来感受宝宝的胎动，所以会觉得动得特别多。

吃饭以后：孕妈妈体内血糖含量增加，胎宝宝也"吃饱喝足"有力气了，所以胎动会变得较频繁一些。

洗澡的时候：可能是因为在洗澡时孕妈妈会觉得比较愉悦，这种情绪会传达给胎宝宝，所以胎动会多一点。

听音乐的时候：受到音乐的刺激，胎宝宝会变得喜欢动，这是传达情绪的一种方法。

数胎动的方法

选择一段方便观察胎动的时间。最佳时间是晚饭后或睡觉前。左侧躺下，然后放松，孕妈妈就可以开始数胎动了，每天胎动达到 10 次，就表明胎宝宝一切都好，那当天就可以不再数胎动。有些孕妈妈 1 小时就有可能达到 10 次，也有可能到晚上才有 10 次。如果从早晨到晚上都没有 10 次胎动，建议孕妈妈去医院检查一下。

需要提醒孕妈妈的是，胎宝宝每次胎动至少需要间隔几分钟，连续的胎动只能算作一次胎动。

数胎动的时候，孕妈会觉得很幸福。

完美准爸爸训练营：如果孕妈妈今天比较累，那准爸爸可以接受这一幸福的工作，来数一数胎宝宝的胎动。想想看，疲惫的孕妈妈看着专注的准爸爸认真地数着胎动，是多么甜蜜啊。

第115天 水果食用要科学

我们的宝贝：如果现在你的肌肉是一株牵牛花，那么你的骨骼就是一架墙梯，任其伸展攀缘。现在由于骨骼的坚固，你的小脑袋不用再蜷缩在胸前了。

水果中含有丰富的维生素C，它不仅可以修补伤口，还可以激活白细胞，使之吞噬细菌，增强抗病能力。水果不论生食还是榨汁，都有利于维生素的吸收和利用。因此，很多孕妈妈都喜欢吃水果。

吃水果要适量

很多孕妈妈可能会听过来人说，多吃水果对胎宝宝的皮肤好。而且水果清甜可口，不仅具有美容护肤的效果，而且还有减少疾病、保持身材的功能。因此，很多孕妈妈虽然对主食和肉类有所忌惮，但对水果却可以敞开胃口，毫不客气。其实，适量地食用水果，对胎宝宝和孕妈妈都很有好处。可是过犹不及，过量食用水果会加重肠胃负担，引起胃酸胃胀，严重的可导致腹泻。而且过量食用水果，会影响主食和蔬菜的摄入，会导致孕妈妈能量缺乏，营养失衡。

别用水果替代蔬菜

不少孕妈妈喜欢吃水果，甚至还把水果当蔬菜吃。虽然水果和蔬菜都有丰富的维生素，但是两者还是有本质区别的。水果中的膳食纤维成分并不高，但是蔬菜里的膳食纤维成分却很高。过多地摄入水果，而不吃蔬菜，直接减少了孕妈妈膳食纤维摄入量。并且有的水果中糖分含量很高，孕期饮食糖分含量过高，还可能引发孕妈妈妊娠糖尿病等并发症。

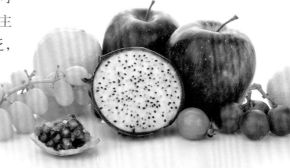

水果含有丰富的维生素，有养颜作用。

完美准爸爸训练营：选几张精美的宝宝海报，贴在卧室床头，闲暇之余，怀抱着孕妈妈看着墙上漂亮的宝宝，一起想象胎宝宝的模样，是一件美好而令人放松的事情。

第116天 职场孕妈午睡妙招

我们的宝贝：你是爱，是暖，是希望，是五味杂陈的烦琐生活里一剂甜甜的蜜糖。亲爱的宝贝，在这个月里，你就会像一个苹果一样重了。

怀孕是一件幸福的事，怀孕也是一件很辛苦的事。孕妈妈通常都会嗜睡，适当的午休能很好地缓解孕妈妈的疲劳，帮助孕妈妈保持充沛的精力以应对工作。可是职场孕妈妈应该怎样午休才能保证睡眠质量呢？

伏案而睡不可取

很多身处职场的孕妈妈在午休时间会赶紧趴在桌上小睡一会儿，虽然醒来后会感觉精神好多了，但这种午睡不但保证不了睡眠质量，而且还会对身体造成危害。首先，伏案而睡并不能让孕妈妈的身体得到有效的放松和休息。其次，孕妈妈长期伏案而睡会压迫腹部导致胎宝宝缺氧，还会压迫手臂神经造成手臂麻痛。再次，伏案而睡会使孕妈妈的眼球承受过大的血压，导致孕妈妈醒来后视力模糊。

自带午睡小道具

孕妈妈其实凭借几个简单的小道具就可轻松解决午休问题。自备一把折叠椅，这样操作方便简单，也不占多余的空间。午休的时候孕妈妈就可以在自己的工位上打开折叠椅，躺下来舒舒服服地睡一觉。当然，靠背和毛毯也是必不可少的。靠背可以用来做枕头，毛毯可以减少孕妈妈着凉感冒的概率。当然，睡觉特别轻的孕妈妈还可以准备一副眼罩和耳罩。有了这些小道具，孕妈妈就可以利用1小时的午休时间做一个甜甜的美梦了。

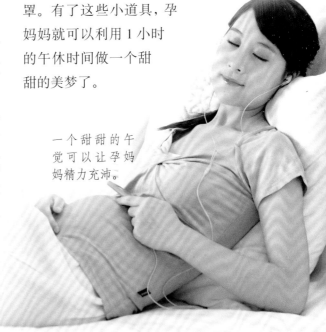

一个甜甜的午觉可以让孕妈妈精力充沛。

完美准爸爸训练营：办公室里如果有一把漂亮舒服的折叠椅可以让孕妈妈轻松不少，如果家里有现成的折叠椅，准爸爸记得帮孕妈妈解决这个大物件的搬运问题。

第117天 都是韧带惹的祸

我们的宝贝：现在你的身长有20多厘米，几乎是一本书的长度。爸爸妈妈相信，你是我们一生中最值得阅读的一本书。

很多孕妈妈在孕中期会感觉到小腹部有牵扯样的疼痛，到医院检查后也未发现子宫出血或其他流产先兆。其实如果孕妈妈了解了韧带疼痛是怎么一回事后，就不会如此担心了。

韧带疼痛

这种疼痛多发生于14~20周之间。这是因为孕中期孕妈妈的身体开始发生重大的变化，子宫、羊水、胎宝宝以前所未有的速度增长，其重量加大，使附着在子宫肌壁上的韧带过度拉伸，从而引起下腹部疼痛。在韧带拉长的过程中，痛感会伴随着孕妈妈的任何运动，如上床或翻身等。虽然这对宝宝不会有任何影响，但肯定让孕妈妈叫苦不迭。

除此之外，韧带的过度拉伸还会引起腹股沟疼痛，这也是联系子宫和骨盆的韧带过度拉伸惹的祸，在孕妈妈大笑、咳嗽、打喷嚏、拿东西和改变姿势时会有明显的疼痛感觉。好在这种疼痛也只是转瞬即逝，孕妈妈只要改变姿势就能有所缓解。

缓解招数

处于孕中期的孕妈妈如果有韧带疼痛的状况，切记行动要迟缓些，不可猛然改变姿势。如果疼痛严重，要注意卧床休息。如果韧带疼痛已经到影响孕妈妈休息的程度，则可以尝试用热敷的方法减轻疼痛。

随着时间的推移，韧带会逐渐适应孕妈妈身体的变化，疼痛感自然也会逐渐消失。

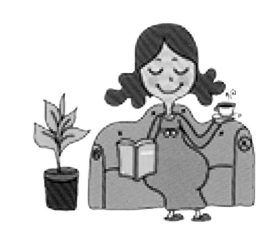

完美准爸爸训练营：每一次华丽转身的背后都需要一场痛苦的蜕变。即使韧带疼痛不会对胎宝宝造成危害，准爸爸也千万不能对深处苦海中的孕妈妈置之不理，因为你的态度会影响孕妈妈的心情和感受。

我们的宝贝：亲爱的小家伙，你有一颗强大的心。现在，你的心脏像一台马力十足的水泵，每天竟然可以泵出 20 多升的血液。

到孕中期和孕后期，很多孕妈妈会被水肿困扰。一般来说，体重越重的孕妈妈水肿的程度会越严重，当然体重较轻的孕妈妈也不可幸免，只是程度相对较轻一些。

水肿的症状

开始时不表现水肿，而是表现体重增加过多、过快，每周增长超过 500 克，再进一步就可出现可凹性水肿，也就是水肿的部位，压之出现凹陷而不能很快复原。一般由脚踝开始，看起来像萝卜腿一样，逐渐上升至小腿、大腿、腹部至全身。

为何会出现水肿

妊娠期下肢毛细血管压力升高，滤过率增加，加上静脉压力升高，影响组织液回流，尤其站立或走路时间过长，可使水肿加重。

毛细血管通透性增加，尤其是子痫前期时，全身小动脉痉挛使毛细血管缺氧，血浆蛋白及液体进入组织间隙导致水肿。

内分泌影响，使肾小管对钠的重吸收增加，使体内水钠潴留，引起水肿。

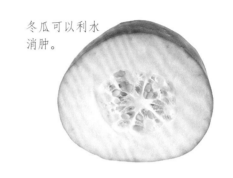

冬瓜可以利水消肿。

血浆胶体渗透压降低。也就是血浆白蛋白下降，在蛋白质摄入不足或吸收不良时，尤其劳动负荷量过大时，易出现水肿。

水肿了怎么办

药物治疗不能彻底解决问题，必须改善营养，增加饮食中蛋白质的摄入，以提高血浆中蛋白含量，改变胶体渗透压，才能将组织里的水分带回到血液中。

减少食盐及含钠食品的进食量，如少食咸菜，以减少水钠潴留。

增加卧床休息时间，以使下肢回流改善；坐着和躺着时，可将脚抬高，利于减轻水肿。

完美准爸爸训练营：不要把怀孕看作是孕妈妈一个人的事情，不要把孕妈妈的痛苦看作是理所当然的，更不要把工作忙当作对孕妈妈置之不理的理由，因为即将到来的小宝宝也会改变你的一生。

第120天 坚持补钙

我们的宝贝：在睡醒后的无聊时光里，你开始练习吮吸和眨眼来自我娱乐。想象着你一边吸着手指一边眨眼的可爱模样，爸爸妈妈瞬间陷进幸福的海洋。

孕妈妈缺钙，易并发妊娠高血压综合征，甚至导致骨质软化、骨盆畸形而诱发难产。宝宝也易发生骨骼病变、生长迟缓、佝偻病以及新生儿脊髓炎等。

缺钙的信号

处于特殊时期的孕妈妈身体担负着过多的重量，很容易疲劳。如果孕妈妈没有摄取足够的钙质，正处于发育中的胎宝宝就会通过脐带汲取孕妈妈骨骼中的钙质。这会导致孕妈妈血液和骨骼中的钙含量下降，促使其肌肉神经兴奋，从而发生抽筋的情况。

如果孕妈妈已经开始出现抽筋的情况，就需要补充钙质了。

每日补钙量

一般来说，成年人每日摄取600~800毫克的钙质就足够了，可是因为孕妈妈不仅要为自身提供钙质，还要为胎宝宝的发育提供钙质。所以，孕妈妈每日至少要摄取1000毫克的钙质。

孕妈妈要注意的是，钙质的摄入量并不是越多越好，因为过量的钙不仅会导致孕妈妈吸收困难而造成便秘，还会使胎宝宝骨骼过硬而难以分娩。因此，孕妈妈每日补钙量不宜超过1200毫克。

补钙的途径

孕妈妈要坚持每天吃钙片1000~1200毫克；多吃含钙量高的食物，例如牛奶、鸡蛋、排骨、虾皮等；多去户外走动、多晒太阳，这样可以促进钙的吸收。

补钙小窍门

补钙也要"少食多餐"，这样更容易吸收；植物草酸容易和钙结合为不被吸收的钙化物，因此应避免钙片与菠菜等含草酸的蔬菜同食；减少盐的摄入，盐中的钠离子具有亲钙性，会携带钙质通过尿液流失。

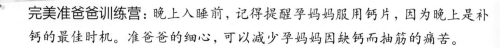

完美准爸爸训练营：晚上入睡前，记得提醒孕妈妈服用钙片，因为晚上是补钙的最佳时机。准爸爸的细心，可以减少孕妈妈因缺钙而抽筋的痛苦。

第121天 胎宝宝也会打嗝吗

我们的宝贝：你现在在妈妈的肚子里还在学习什么新本领，据说你出生后就可以做超过70多种的反射动作。看来小宝宝都知道努力学习，爸爸妈妈更应该努力，为你提供一个幸福美满的家庭。

胎宝宝也会打嗝？是的，别看胎宝宝小，可他表现出的状态已经完全是个"小大人"了。胎宝宝有时候半夜打嗝，有时候早上起来打嗝，这时轻轻摸他，感觉会很奇妙。

为什么会打嗝

我们大人如果受到寒冷刺激、饱餐、吃饭过快后，都可能出现暂时性的打嗝。而胎宝宝在出生前无需呼吸，胎盘通过脐带直接供给胎宝宝血液，但胎宝宝会在妈妈的体内不断地吞食羊水，用来锻炼肺部呼吸，在这个过程中会引起打嗝。

打嗝正常吗

胎宝宝打嗝的时候，有些孕妈妈可能就会想起成人的打嗝，会替宝宝觉得不舒服，甚至会焦虑：这样打嗝会影响宝宝吗？其实，胎宝宝打嗝是很正常的，就跟我们大人呼吸一样。因为胎宝宝的肺部还没有发育好，所以要不断吞食羊水，在吞食羊水的同时练习肺部的呼吸，以便出生后能够像大人一样正常地呼吸。也就是说，胎宝宝打嗝其实是一种提升肺部呼吸能力的方式，所以孕妈妈不必担心，只是在宝宝打嗝的时候轻轻抚摸他就可以了。

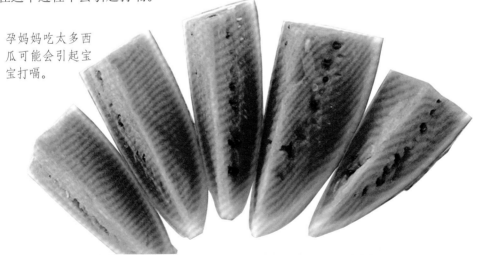

孕妈妈吃太多西瓜可能会引起宝宝打嗝。

完美准爸爸训练营：如果在夏季，准爸爸要禁止孕妈妈睡觉前吃西瓜，因为孕妈妈着凉也可能会引起胎宝宝不适。另外，西瓜具有利尿功能，会导致孕妈妈夜尿次数增多，影响孕妈妈休息。

第122天 孕妇的五大民间禁忌

我们的宝贝：现在的你全身的器官已经基本发育好，你的身高体重也发生了很大的变化，你不再是拇指姑娘或大拇指汤姆，而是红薯王子或芒果公主。

民间有很多关于孕妇的禁忌，虽然它们乍听起来很是荒谬，可是如果孕妈妈仔细分析，会发现其实这些民间禁忌还是有一定的科学根据的。

"不能搬家"

这个禁忌主要是与动到胎气有关系。搬家时多少会要整理东西，搬重一点的家具等，对于孕妈妈来说的确增加了发生意外的概率，不过这些工作还是可以由家人代劳的。

"不能参加婚礼"

孕妇不能参加婚礼，否则胎宝宝会受惊吓。这种说法似乎让人难以理解。不过由于中国传统的婚礼会燃放烟花爆竹，这有可能会令孕妈妈和胎宝宝受到惊吓。

"不宜参加葬礼"

同样的，孕妈妈也不能观看丧礼，防止冲煞。对于这点也许有一些道理，因为怀孕算是喜事，在越来越重视胎教的现在，丧事的悲伤气氛会影响孕妈妈的心情，不利于胎宝宝的健康发育。

"不宜晒衣服"

在怀孕之后，许多动作对孕妈妈来说并不是很适合的，随着腹部的增大，行动常常受限，也比较容易跌倒，因此，往高处晒衣服的确存在一定的危险性。

"不宜做针线活"

这条禁忌颇有点科学根据，因为孕妈妈在孕期经常做针线活的话，会造成眼睛干涩和疲劳，不利于保护眼睛。

做针线活不要太久，否则对孕妈妈的眼睛不好。

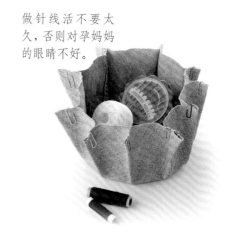

完美准爸爸训练营：既然了解到这些民间禁忌有一定的科学依据，就不要让孕妈妈触犯这些禁忌。如果遇上一定要参加的热闹场合，且邀请方根本不在乎民间禁忌的说法，准爸爸要帮助孕妈妈解释，以免为此得罪亲戚朋友。

第123天 抑郁症易患群

我们的宝贝：现在你的手指尖和脚趾上都长出了肉垫，它们看起来像葡萄一样圆圆的，软软的。

事实证明，有将近10%的孕妈妈会出现不同程度的抑郁。究竟有哪些人群更容易患上抑郁症呢？

怀孕本身具有一定危险性的孕妈妈

高龄孕妇或多胞胎孕妇一方面要忍受怀孕带来的肉体痛苦，另一方面还要为其结果而担惊受怕，较易受到孕期抑郁症的困扰，应特别注意。

通过药物手段怀孕的孕妈妈

有不孕倾向的孕妈妈，通过服用药物怀孕，可能面临万一失去这个千辛万苦得来的胎宝宝的担忧和恐惧，这种人群也极易罹患孕期抑郁症。

有过流产经历的孕妈妈

如果你过去有过流产经历，那么在这次怀孕中可能会为胎宝宝的安全而担忧。在精神和肉体上相对脆弱，因而更容易引发孕期抑郁症。

生活中出现重大变动的孕妈妈

怀孕期间生活上的任何重大变动，如搬家、离婚、失业、失去亲友等都可能使你陷入孕期抑郁症。

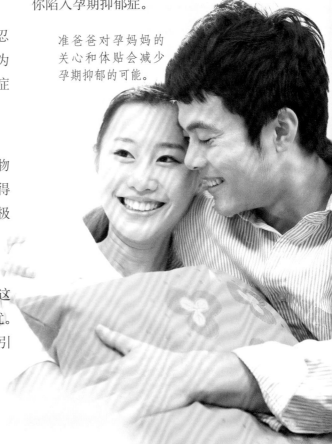

准爸爸对孕妈妈的关心和体贴会减少孕期抑郁的可能。

完美准爸爸训练营：每天与孕妈妈交流，因为这种推心置腹、亲密无间的关系能增强孕妈妈的安全感。你的金玉良言对孕妈妈来说可能是一剂缓解情绪抑郁的良药。

第124天 孕期抑郁自我治疗

我们的宝贝：你嫩嫩软软的小手指上正在形成各具特色的指纹，每一枚小小的指纹都是独一无二的，因为你是它们唯一的小主人。

孕期抑郁症并不像传说中的那么可怕，只要孕妈妈坚定信心，做快乐的自己，一切都会迎刃而解。

尽量使自己放松

放弃那种想要在宝宝出生以前把一切打点周全的想法，善待自己。孕妈妈可以试着看小说，从容地吃可口早餐，去树林里散散步，尽量多做一些让自己愉快的事情。照顾好自己，是孕育一个健康可爱宝宝的首要前提。

准爸爸多和孕妈妈交流，可以缓解孕期抑郁症。

和准爸爸多多交流

保证每天有足够的时间和准爸爸在一起，并保持亲昵的交流。如果身体允许，可以考虑一起外出度假，尽你所能来使你们的关系更加牢不可破。

把你的情绪表达出来

向准爸爸和朋友说出你对于未来的恐惧和担忧。在妊娠期，你需要准爸爸和朋友的精神支持，而只有当他们理解你的感受时，他们才能给予你想要的安慰。

学会化解压力

不要让你的生活充满挫败感。时时注意调整你的情绪。深呼吸，充分睡眠，多做运动，注意营养。如果你仍然时时感觉焦虑不安，可以考虑参加孕期瑜伽练习班，这种古老而温和的运动，可以帮助孕妈妈保持心神安定。

完美准爸爸训练营：给孕妈妈一个爱的拥抱，鼓励她说出自己关于未来的所有担忧，帮助她一起思考这些问题的解决方式，总而言之，不要让她总是为未来不可知的事情而忧心忡忡。

第 125~126 天 切忌盲目滋补

我们的宝贝：你的消化系统正在趋于完善，这对你来说是非常重要的，因为这样你才能在享受酸甜可口的草莓的同时，吸收其中的营养，排出对身体没用的废物。

怀孕后你会变成全家的焦点，家人、朋友送来各种各样的营养品等待你去消灭。虽然有些无奈，还是会觉得很幸福。但是孕妈妈切不可盲目滋补，因为有些营养品对你和胎宝宝来说可没什么好处。

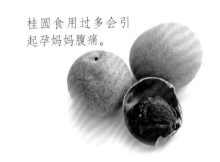

桂圆食用过多会引起孕妈妈腹痛。

蜂王浆

蜂王浆口服液因为含有激素物质，会刺激子宫，还会使胎宝宝体内激素增多，引起新生儿假性早熟；而过多的激素也会使胎宝宝过大，给孕妈妈的分娩造成困难。

人参

人参是大补元气的中药，孕妈妈也不可乱用。在孕早期，体弱的孕妈妈可少量进补，以提高自身免疫力并增进食欲。但人参有"抗凝"作用，临产及分娩时服用可能导致产后出血。

鸡蛋

在怀孕期间，每个孕妈妈都会通过吃鸡蛋来补充营养。但如果孕妈妈吃鸡蛋过量，摄入蛋白质过多，容易引起腹胀、食欲减退、头晕、疲倦等现象，还可导致胆固醇增高，加重肾脏的负担。

桂圆

桂圆是热性食物，食用过多，孕妈妈易出现漏红、腹痛等先兆流产症状。所以不要以为越高级越滋补的食物就越该多吃，其实，科学的饮食才会让孕妈妈和胎宝宝健健康康。

骨头汤

为了补钙，有的孕妈妈会猛喝骨头汤。其实按照营养学的标准，喝骨头汤补钙的效果并不理想。因为，骨头中的钙不容易溶解在汤中，也不容易被胃肠吸收。

完美准爸爸训练营：虽然对孕妈妈疼爱有加，但是也不能让她盲目地食用过多补品。对家里堆积如山的营养品做个分类吧，查查相关资料，把不适合孕妈妈的补品先暂时收起来或送人。

第127天 不可忽视的绿色营养

我们的宝贝：现在你的眼睛可以自由地开合了，这都是眼睑的功劳。可不是谁都有眼睑的，小金鱼对你的眼睑可是很羡慕呢，因为没有眼睑，小金鱼睡觉的时候也不得不睁着眼睛。

除了必要的食物营养之外，水和空气、阳光也是生命活动所必需的物质。

水

众所周知，水占人体体重的60%，是人体体液的主要成分，饮水不足不仅仅会喉咙干渴，同时关系到体液的电解质平衡和养分的运送。调节体内各组织的功能，维持正常的物质代谢都离不开水。所以，在怀孕期间要养成多喝水的习惯。

孕妈妈切忌感到口渴时才喝水。应该每隔2个小时喝1次，一天喝6~8次水，大约1600毫升。而且要注意不能喝久沸或反复煮沸的开水以及没有烧开的自来水。孕妈妈可以考虑自己准备一台榨汁机，随时制作一些新鲜的蔬菜汁或水果汁。

新鲜空气

近年来大气污染日益加重。孕妈妈应该在风和日丽的时候，到近郊走走，多呼吸一些新鲜空气。即使不出门，孕妈妈也要注意室内通风，经常给身体"换气"。但是，有些孕妈妈因为怕感冒，屋中常年不开窗，影响了新鲜空气的流通，长此以往，会对孕妈妈的健康带来损失。因此，一定要注意室内空气的清新。

阳光

阳光中的紫外线具有杀菌消毒的作用，更重要的是通过阳光对人体皮肤的照射，能够促进人体合成维生素D，进而促进钙质的吸收和防止胎儿患先天性佝偻病。因此，在怀孕期间要多进行一些室外活动，这样既可以提高孕妈妈的抗病能力，又有益于胎宝宝的发育。

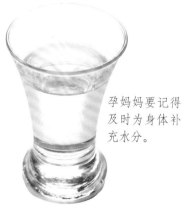

孕妈妈要记得及时为身体补充水分。

完美准爸爸训练营： 准爸爸记得每天开窗通风啊，需要注意夏天尽量早晨开窗，冬天在傍晚开窗，因为这个时间段的空气比较清新。

第 128 天 近视孕妈妈的顾虑

我们的宝贝：现在你已经可以把视力聚焦在一个点上，这样你才能看清楚你身处的多彩世界。无论如何，请记住一句话，黑夜给了我黑色的眼睛，我却用它来寻找光明。

患有近视的孕妈妈因为害怕自己的近视会对分娩和宝宝造成一些不利影响，一般会比视力良好的孕妈妈存有更多的疑虑。

近视眼会遗传吗

宝宝是否会近视与遗传有一定的关系，尤其是当父母均为高度近视时，宝宝近视的概率就会更大。不过，一些资料显示，因为遗传因素而成为近视的人数仅占近视总人数的5%，可见后天环境和习惯的影响更加重要。

高度近视的孕妈妈能够自然分娩吗

当高度近视的孕妈妈在分娩过程中竭尽全力时，由于腹压升高，确实存在着导致视网膜脱落的危险。但并不是高度近视就不能自然分娩，最好是根据眼底的具体情况决定是否能够自然分娩。

使用眼药需要注意什么

对于细菌性结膜炎、角膜炎，我们经常使用主要成分为氯霉素的眼药水，但氯霉素具有严重的骨髓抑制作用，孕妈妈使用后可能使新生儿产生严重的不良反应，所以建议孕妈妈最好不要使用。而红霉素相对比较安全，但是，为了自己和胎宝宝的健康，孕妈妈应在医生的指导下用药。

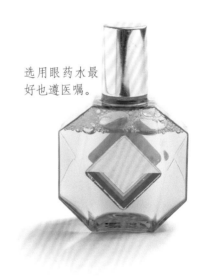

选用眼药水最好也遵医嘱。

完美准爸爸训练营： 如果孕妈妈属于高度近视，准爸爸要陪着孕妈妈去医院做一次眼底情况检查以判断孕妈妈是否可自然分娩，以便孕妈妈早做准备。

第129天 孕妈妈外出四季必备

我们的宝贝：最初你的耳朵卷在一起，像一个花苞，这两天，它就会像花儿开放一样慢慢伸展。

千万不要因为怀孕和工作而把自己弄得焦头烂额，因为事实会告诉你这样除了让你知道自己有多倒霉外，根本没有任何其他意义。怀孕中的女人要学会爱自己，呵护自己。不论春夏秋冬，孕妈妈出门前都要全副武装，保护自己。

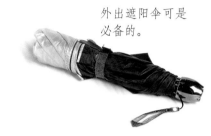

外出遮阳伞可是必备的。

春季必备

春季的温差变化特别大，在这个季节，早晨和晚上穿着棉衣可能也不觉得暖和，中午却恨不得换上短袖T恤。所以孕妈妈一定要做两手准备，外出的时候不管天有多热，一定要随身携带厚外套。除此之外，春天风沙较大，孕妈妈出门的时候一定要记得戴口罩。

夏季必备

夏季是多雨的季节，前一分钟可能还是艳阳高照，晴空万里，下一分钟则可能电闪雷鸣，大雨倾盆，所以孕妈妈出门前一定要记得带伞。夏季的阳光照射比较强烈，皮肤长时间暴露在烈日下容易受伤，

为了方便携带，孕妈妈最好准备一把遮阳兼防雨两用的伞。

秋季必备

秋季多雨、昼夜温差大、中午阳光照射强烈，所以孕妈妈外出前除了要携带外套，还要准备好遮阳兼防雨的两用伞。

冬季必备

冬季寒冷，多雨雪。孕妈妈外出前一定要注意保暖，以免着凉感冒。另外，雨雪天气道路十分光滑，孕妈妈外出前记得换上防滑靴，以免摔倒受伤。

保护好自己，你才有能力保护胎宝宝。建议孕妈妈出门前一定要查询天气预报，以便做全面的准备。

完美准爸爸训练营： 如果孕妈妈要外出的话，准爸爸最好提前查询一下天气预报，提醒孕妈妈携带必要的用品，比如遮阳伞、雨伞、外套等。

第 130 天 购买什么款式的孕妇装

我们的宝贝：现在你可以听见爸爸妈妈说话了，仔细分辨一下爸爸妈妈的声音，是不是觉得特别亲切和熟悉。

到了孕中期，孕妈妈的体态已经开始发胖，之前的衣服应该要束之高阁了。爱漂亮的孕妈妈一定会考虑为自己添置几件可爱舒适的孕妇装，那么究竟选择什么款式的孕妇装比较好呢？

宽松版上衣

从现在开始，你的体重会以前所未有的速度增长，胸部也会不断涨大。所以孕妈妈一定要购买宽松版的上衣。虽然许多时尚服装店也有很多漂亮的宽松上衣，但其胸围一般是标准码的，如果孕妈妈想要购买的话，一定要选择大几码的。

孕妇长裤

可以选择可调整腰围的长裤。这样，可以从孕中期一直穿到宝宝出生。另外，也有一种孕妇裤，在小腹处是一种特殊的弹性设计，其他部位仅比一般的裤子略微宽松一些，穿起来舒服又不显臃肿。

背带裤

背带裤基本以条绒面料和牛仔面料为主。条绒面料质地柔软，穿着舒适。牛仔面料保暖效果较好，感觉活泼可爱。与长裤相比，与背带裤搭配的上衣不必过于讲究，只要穿起来比较宽松舒适就可以了。不过，背带裤也有一些缺点，就是穿脱起来比较麻烦，不适合孕晚期尿频的孕妈妈。

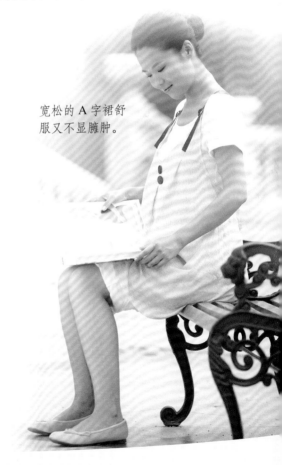

宽松的 A 字裙舒服又不显臃肿。

完美准爸爸训练营：趁周末，陪着孕妈妈一起去逛街吧。现在准爸爸可是十分重要的角色，因为你不仅是保镖、导购，还是在孕妈妈口渴时适时递上果汁的完美老公。

第131天 买孕妇装需要注意的小细节

我们的宝贝：你在不停地长大，妈妈的子宫对于你来说已经不再那么宽敞，终有一天，这个小世界就不再能容得下你，到那个时候你会发现原来外面的世界大得没有边界。

孕妈妈在购买孕妇装时一定要注意一些小细节，以免买回家的衣服穿着不舒服或者使用时间过短等。

选择天然面料（棉、麻等）是购买孕妇装的首要原则。因为怀孕期间孕妈妈的皮肤变得敏感，如果经常接触人造纤维的面料，容易引起过敏、皮肤瘙痒。

绝大部分的孕妈妈不会希望自己买来的孕妇装只能穿上一个月就再也穿不上身了，所以尽量选择弹性好、大一些的衣服。这样即使你的体态在以后的日子里迅速膨胀，你也不必因为衣服变小而需要不断地购买衣服。

打算母乳喂养的孕妈妈在购买文胸和上衣的时候，可以考虑购买哺乳文胸和哺乳上衣。这样既方便宝宝出生后的哺乳，也便于月子期间的保暖，而且还可以节省一大笔经济开支，可谓是好处多多。

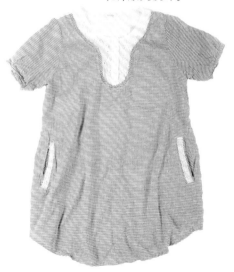

简洁宽松的棉麻上衣舒服又吸汗。

处于孕晚期的孕妈妈要避免购买衣服上有亮片、铁链等过多坠饰的衣服，因为生完宝宝后，你的身体暂时还不能恢复到怀孕以前的样子，所以你可能还会穿孕期的衣物。如果衣物上有太多的坠饰，不但不方便哺乳，而且在你抱宝宝时，它们会硌着或划伤宝宝。

完美准爸爸训练营：如果准爸爸对孕妈妈足够了解，又清楚了购买孕妇装需要注意的细节，完全可以帮她买一件舒服漂亮的衣服，相信孕妈妈一定会乐不可支的。

我们的宝贝：这几天，许多柔软的胎毛像春天破土而出的小草一样从你的皮肤上钻出，随着时间的推移，你头上的胎毛会长成茂盛的头发，而身体上的胎毛则会伴随你的出生而慢慢消退。

烈日炎炎的夏天，孕妈妈自然喜欢在凉爽的空调房待着。但是空调如果使用不当，很容易引起孕妈妈着凉、感冒。

温度不宜过低

空调的温度最好不要低于26℃，以免室内外温差过大而引起孕妈妈身体不适。

不直吹空调风

夏天天气炎热，孕妈妈如果直吹空调风，则很容易被冷风侵袭，出现咳嗽、头痛等症状。另外，空调风会使孕妈妈的肠胃功能减弱，引起腹泻腹痛。如果空调风管内的污垢得不到及时的清理，空调风中常携带大量的细菌，容易引起孕妈妈生病。

盖好腹部保护你的宝宝

即使天气再炎热，身处空调屋中的孕妈妈睡觉时也要用毛巾被盖好腹部，以防着凉感冒。如果孕妈妈不注意腹部保暖，还会使胎宝宝受凉。

不要在空调环境待太久

由于空调房间密闭，空调使房间湿度低，空气质量下降，适合细菌、病毒繁殖。待久了容易使人感到头昏、疲倦、心烦气躁，因此，孕妈妈最好还是少待在空调房里。

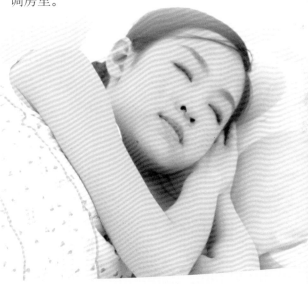

孕妈妈在凉爽的空调房中睡觉时一定要盖好腹部。

完美准爸爸训练营：记得定时清理空调风管，以减少空调风中的细菌和病毒。另外，使用空调会导致房间内十分干燥，准爸爸记得为孕妈妈打开加湿器。

第134天 孕妈妈该穿什么鞋

我们的宝贝：在这两周里，你的体重又增长了将近70克，几乎是一个李子的重量，照这样的速度，出生后的你一定会胖乎乎的。

怀孕之后激素的分泌会使关节及韧带松弛，许多孕妈妈到了中后期会出现足底筋膜炎，走路时痛感会更加强烈。这时候，选择一双舒服且安全的鞋子就显得非常重要了。

材料要有弹性

良好的弹性来自高质量的鞋底、鞋面材料，它可以给足部活动以足够的空间，否则如果双脚被牢牢地束缚，会造成脚趾变形、脚跟破皮出血等问题。所以买鞋时可以轻微弯曲鞋底，拉拉鞋面材质，看看弹性如何。

鞋面透气很重要

在孕晚期，孕妈妈的脚长时间地处于肿胀的状态，将鞋子撑得满满的，鞋子不透气，容易滋生细菌，引发脚气等疾病，应选择棉布或真皮等透气性好的鞋子。

方便穿脱

到孕中期和孕晚期，孕妈妈的腹部变大，弯腰变得困难。因此，孕妈妈在买鞋时要尽量选择没有鞋带的敞口鞋，以方便穿脱。

防滑

鞋底要用防滑材质，这样可以减少孕妈妈摔倒的危险。另外，孕期水肿会让孕妈妈的脚变大，所以孕妈妈要买大一点的鞋才不会夹脚。总之，平底、柔软有弹性、防滑透气的鞋子是孕妈妈的首选。

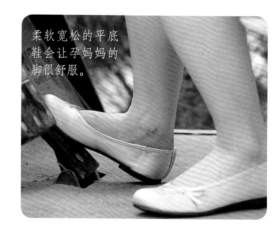

柔软宽松的平底鞋会让孕妈妈的脚很舒服。

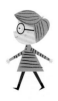

完美准爸爸训练营：现在孕妈妈弯腰已经不太方便，所以每天都孕妈妈穿脱鞋袜已经成了准爸爸的固定工作。

第 135 天 如何美美地睡一觉

我们的宝贝：如果你是一个小公主，那你的卵巢里已经有了最初的卵子，它像西瓜花的雌蕊，遇到适宜的条件，就会变成一粒"甘甜的果实"。

随着时间的推移，孕妈妈的身体开始变得笨重，睡觉也不再是一件令人享受的事情。其实孕妈妈完全不要因此而烦躁，只要姿势正确，尽量让自己舒服一点，你就可以美美地睡一觉了。

尽量不要仰卧

仰卧时增大的子宫会压迫腹部主动脉，影响对子宫的供血和胎宝宝发育，还会压迫下腔静脉，造成回心血量减少，还会造成下肢静脉曲张、下肢水肿等。所以尽量不要仰卧，最好取左侧位睡眠。

使用侧卧枕

侧卧枕真的很实用，材质很简单，价格也很便宜，又能减轻妊娠末期睡觉的不适感，对孕妈妈来说使用侧卧枕真的是很不错的选择。

枕头的舒服高度也很重要，在肚子下面放上舒服、颜色漂亮的侧卧枕，以填补腹部与床面的空隙，撑起下垂的腹部，能使孕妈妈觉得舒服轻松许多。保持正确的姿势，躺在暖和柔软的床上，孕妈妈一定能安心地入睡，并做一个甜甜的美梦。

妙用毛绒玩具

相信很多孕妈妈都拥有或多或少的毛绒玩具。如果你是水肿特别严重的孕妈妈，那么你的毛绒玩具就有很大的用处了。晚上睡觉前把毛绒玩具垫在脚下，能促进血液回流，可以有效缓解腿部水肿。

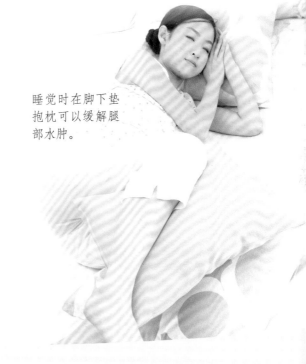

睡觉时在脚下垫抱枕可以缓解腿部水肿。

完美准爸爸训练营：睡前放一首有安神作用的轻音乐，比如《天空之城》《蓝色多瑙河》《摇篮曲》等，不仅可以帮助孕妈妈安然入睡，而且对胎宝宝来说也是很不错的音乐胎教。

第136天 胎位不正早矫正

我们的宝贝：今天，你的胎脂形成了，像蜗牛的壳、刺猬的刺、果子坚硬的外衣一样，能保护你柔软而敏感的身体。

胎宝宝在子宫里的姿势和位置称为胎位。在分娩的时候，胎宝宝最靠近孕妈妈子宫出口（子宫颈口）处的身体部位，称为胎宝宝先露部。当生产时，胎宝宝的先露部如果不是头部，便属于胎位不正。

如何发现胎位不正

胎位不正的情形，仅能通过产检发现。如果宝宝很大，孕妈妈在腹部上部摸得到硬硬的部分，就有可能是胎宝宝的头在上面。如果怀疑有此情形，可通过超声波观察。

胎位不正的原因

胎位不正的发生原因，与胎宝宝妊娠周数、骨盆腔大小与形状、子宫内胎盘大小与着床的位置、多胎次经产妇松弛的腹肌、多胞胎妊娠、羊水不正常、脐带太短、子宫内肿瘤（如子宫肌瘤等）或子宫先天性发育异常（例如双角子宫或子宫内膈膜）等因素有关。但在大多数情况下，胎位不正的原因并不能明确。

胎位不正怎么办

胎位不正多出现在孕18~22周。如果出现胎位不正的情况，孕妈妈一定要在医生的指导下做胎位矫正操。如果孕妈妈分娩时，胎宝宝依然胎位不正的话，孕妈妈则可以考虑采取剖宫产以减轻分娩的困难，避免分娩时间过长造成胎宝宝缺氧。

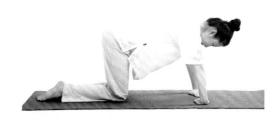

通过做胎位矫正操，可帮助矫正胎位。但一定要在医生指导下进行。

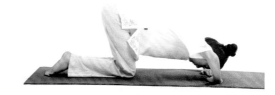

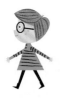

完美准爸爸训练营：如果孕妈妈需要做胎位矫正操，准爸爸也不要一心只忙自己的事而忘了给劳累不堪的孕妈妈鼓劲加油。

第 137 天 如何避免佝偻宝宝

我们的宝贝：你的骨骼在不断变坚固，这样你才能更健壮。就像秋风中的玉米一样，拥有越粗壮的根茎，就越不容易被吹倒。

佝偻病是一种小儿营养缺乏性疾病，一些宝宝出生时就患有此病，医学上称之为"先天性佝偻病"。孕妈妈长期缺乏日照，偏食挑食，缺乏维生素D，都是造成宝宝先天性佝偻病的原因，所以要避免佝偻宝宝，孕妈妈要从以下两方面着手。

多晒太阳

孕期要经常与阳光亲密接触，特别是在冬季，更要多做户外运动，不要隔着玻璃晒太阳，应让皮肤直接接受阳光照射（因为紫外线不容易透过玻璃窗）。

上班族孕妈妈要保证你所在的位置有充足的光照，特别是怀孕5个月以后，腹中胎宝宝进入快速生长期，从母体汲取的钙质和其他营养素越来越多，如果母体的供给跟不上，不仅会妨碍胎宝宝发育，孕妈妈也很容易出现牙齿松动、指甲变薄变软、梦中盗汗和小腿抽筋等情况。

增加维生素D的摄取

维生素D是促进钙质吸收的重要条件，一旦缺乏，摄入体内的钙质将有90%会随尿液排出。所以，孕妈妈要多吃富含维生素D的食物，例如牛奶、瘦肉、蛋黄、动物肝脏、海产品、坚果等。

爱挑食偏食的孕妈妈一定要改掉之前的饮食习惯，保证荤素搭配，营养均衡，这样才能保证摄入足够的维生素D和其他营养物质，才有利于胎宝宝和自己的健康。

经常开窗，不仅可以呼吸新鲜空气，还可和阳光亲密接触。

完美准爸爸训练营： 在阳台上放一把藤椅，这样孕妈妈在疲惫的时候不仅可以躺在上面闭目养神，而且还可以晒晒温暖的阳光。

第138天 散步是最适宜的运动

我们的宝贝：你的脖子、胸部和臀部正在长出皮下脂肪，它像大雁的羽毛、狐狸的皮毛一样可以保持身体的温度。

适量的运动不仅可以增强孕妈妈的免疫力，而且还有助于分娩。但此时孕妈妈的行动已不太方便，很多运动对孕妈妈来说都不适合，这时候，散步应该是最适宜孕妈妈的运动了。

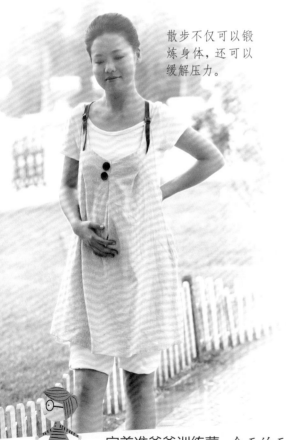

散步不仅可以锻炼身体，还可以缓解压力。

孕期最安全的运动

跑步、跳绳、踢毽子等运动都需要跑跑跳跳，对行动不便的孕妈妈来说有太多不可控因素。而散步对孕妈妈来说是最安全的。它温和，不剧烈，也不用耗费过多的体力。

对孕妈妈健康有利

散步不但可以增强心肺功能，还可锻炼腿肌、腹壁肌、心肌。在散步的过程中，动脉血的大量增加，血液循环的加快，对身体细胞的营养供给，特别是心肌的营养供给有良好的作用。同时，在散步中，肺的通气量增加，可以很好地促进新陈代谢。

可以有效缓解压力

无论你的心情多么烦躁，郁闷，在鸟鸣啾啾的清晨，迎着温和的太阳，漫步在寂静无声的小道上，看洁白的云朵在蓝天轻盈漫步，看碧绿的新叶上每一颗露珠闪耀，你会被大自然征服，忘却心中的烦恼。

完美准爸爸训练营：今天的天气不错，牵着孕妈妈的手，一起到公园里去散散步吧，在锻炼身体的同时，和大自然来一次亲密接触，甜蜜的笑容会不知不觉呈现在孕妈妈的面庞。

我们的宝贝：你明亮的眼睛上面又多了一个保镖，它的名字叫"眉毛"，虽然它毛茸茸的，看起来并不起眼，但是却像房檐一样可以为眼睛遮挡雨水。

很多孕妈妈都会有这样的经历，虽然很疲劳，可睡眠质量却非常差，经常半夜被噩梦吓醒。为什么孕妈妈特别容易做噩梦呢？又该怎样缓解呢？

不可迷信

孕期的梦有个特别的名字叫"胎梦"，是指做与怀孕和胎宝宝有关的奇奇怪怪的梦。据说胎梦能预知与怀孕和生产有关的内容。对胎梦的解析目前还没有任何科学依据，因此对胎梦的解读仅可用来做个参考，孕妈妈不能过于迷信，迷信胎梦反而会加重孕妈妈的心理焦虑。

日有所思，夜有所梦

人们常说"日有所思，夜有所梦"。梦境里的情景通常都比较容易解释——梦见你面对哭泣的宝宝手足无措，很可能反映了你担心自己不能很好地照顾刚出生的孩子；梦见宝宝居然长了六指，则说明你很担心宝宝出现畸形；梦见故去的人则透露出你对死亡的恐惧。面对这些噩梦，孕妈妈就把它们当作解读自己内心的一个出

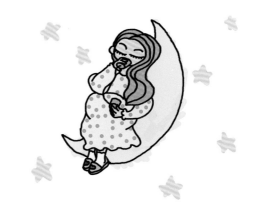

口。一旦你认识到这些是自己平时所担心的问题，就能坦然地面对它们了。

消除心理负担

如果孕妈妈经常梦多、做噩梦，导致精神不佳，并且由梦境而产生心理负担，就会对孕妈妈和胎宝宝产生不好的影响。这时候，孕妈妈最重要的事情就是放松身心，正确对待那些不必要的顾虑，消除不必要的精神负担，有什么思想疑虑和心理负担应找医生咨询或者和其他孕妈妈交流，使身心处于健康状态，愉快地度过孕期。

完美准爸爸训练营：如果孕妈妈最近总是做噩梦，那可能是她的心理压力太大了。抽个时间，和她一起去你们最喜欢的地方游玩几天吧，异地的迷人风光会让她忘记那些奇奇怪怪的担忧。

孕6月 让人羡慕的大肚婆

生如夏花之灿烂。怀孕中的女人就像夏天怒放的芍药,高贵典雅、娴静端庄。大腹便便的孕妈妈,不要再刻意掩饰自己的肚子了,也不必为走样的身材而黯然神伤,要知道,正在孕育小生命的你,无论走在哪里,都会是一道温馨亮丽的风景。做自己的人最可爱,挺起你的大肚子,摸摸腹中不安分的胎宝宝,挽着体贴细心的准爸爸,悠然闲适地走在路上,接受路人羡慕的目光吧!

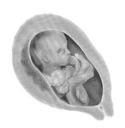

第 21 周

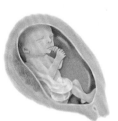

第 22 周

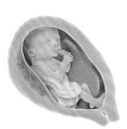

第 23 周

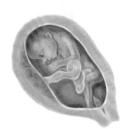

第 24 周

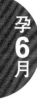

第 **141** 天 第 6 个月的产前检查

我们的宝贝：现在，感觉疲劳或无趣的时候，你会闭上眼睛，甜甜地睡一觉。有时候，你的脑袋沉沉地奔在胸前，有时候双手紧紧地抱着脑袋，有时候还会津津有味地吮吸手指。

此月的产前检查，孕妈妈可能会做的项目

☐ 检查胎宝宝的体重和身高

☐ 体重及血压检查

☐ 验尿

☐ 进行葡萄糖耐量试验，来检测是否存在妊娠葡萄糖不耐症

☐ 做阴道分泌物培养及筛查，以确定是否感染 B 型链球菌 (寄生在阴道的菌种)

☐ 听胎宝宝的心跳

☐ 必要时，可通过超声波看看胎宝宝

☐ 与医生讨论你的感觉和关心的问题

读懂你的产检报告

正常妊娠而无高危因素者应在孕 23~28 周采血化验筛查是否患有糖尿病，筛查前宜空腹 10~14 小时，一般抽血检查前一天晚上 12 点过后就不要进食了，第二天早上空腹抽血测量血糖。之后，将 50 克葡萄糖粉溶于 200 毫升水中，5 分钟内喝完，分别在 1 个小时后、2 个小时后采血测定血糖，三项中任何一项的值达到和超过以下临界即为妊娠糖尿病。

参考范围

空腹血糖 < 5.1 毫摩尔 / 升

餐后 1 小时血糖 < 10 毫摩尔 / 升

餐后 2 小时血糖 < 8.5 毫摩尔 / 升

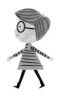

完美准爸爸训练营：如果孕妈妈患上妊娠糖尿病，准爸爸除了要安慰她之外，更要合理搭配孕妈妈的膳食，别让她吃含糖量高和富含胆固醇的食物，多为她准备一些健康清淡的食物，比如柚子、鱼肉、香菇等。

第142天 前置胎盘不必怕

我们的宝贝：你头皮上的胎毛不再是细细绒绒的，而是开始变得粗长茂密。妈妈好期待在温暖的阳光下为你温柔地洗洗头发，让指间的泡沫变成漂亮的七彩球，逗引你在风中欢快地追赶。

孕妈妈在听到"前置胎盘"一词后，都不免惊慌失措，忧心忡忡。其实，只要你对前置胎盘进行了全面深入的了解，你就会发现前置胎盘不像你想象的那么可怕。

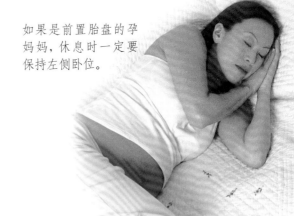

如果是前置胎盘的孕妈妈，休息时一定要保持左侧卧位。

前置胎盘症状

前置胎盘是胎盘附着在子宫下段或宫颈口处，极容易引起胎盘剥离或早产。其主要症状是阴道出血，此种出血不伴随疼痛感，因此很容易被孕妈妈忽视。如果怀孕期间有不明原因的出血，都应该就医检查确认原因。另外，已经诊断出前置胎盘的孕妈妈，如果有出血、腹痛、阵痛等问题时，都应该立即就医。

前置胎盘不必怕

一般通过超声波检查确诊为前置胎盘的孕妈妈，只要不做剧烈运动，一般到32周之后会随着子宫位置的上升而有所缓解。如果32周之后情况没有好转，孕妈妈就要特别注意预防胎盘剥离和早产。

也就是说，只要做好预防工作，前置胎盘并没有想象中的可怕。

如何预防胎盘剥离和早产

前置胎盘的孕妈妈要避免用力搬重物；视情况暂停性行为；阴道出血应立即就诊；每日留意胎动是否正常，如果觉得胎动明显减少时，需尽快就医检查。

前置胎盘的孕妈妈最好选择大医院或医学中心产检，这样一旦发生早产、大出血等问题时，可以立即处理。

完美准爸爸训练营：如果孕妈妈属于前置胎盘，准爸爸可以从网上孕婴论坛中搜索一些其他前置胎盘孕妈妈的帖子，让孕妈妈了解到，很多孕妈妈都是前置胎盘，但最后都顺利地产下了健康的宝宝。

第 **143** 天 别用"万一"吓唬自己

我们的宝贝：再过一个月，你的头发就可以长到1厘米了。想象你毛茸茸、软乎乎的小脑袋，妈妈心里甜蜜满满，幸福四溢。

母亲的天性让孕妈妈把胎宝宝的健康看得重于一切，然而过于关注这件事情，不仅会让孕妈妈的精神处于过度紧张的状态，有时候，难免也会让孕妈妈产生各种杞人忧天的想法。

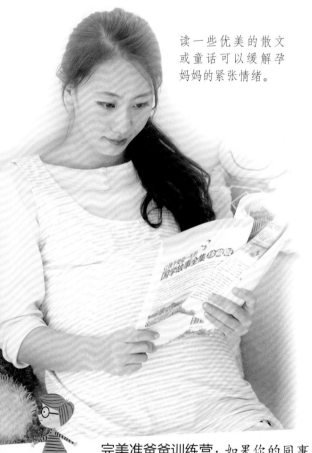

读一些优美的散文或童话可以缓解孕妈妈的紧张情绪。

孕妈妈的一万个"万一"

如果过度关注怀孕这件事，孕妈妈就会搜索、查询各种关于怀孕的资料，然而当孕妈妈了解的负面信息越多，她的担忧就会越来越多。因缺乏安全感而深陷焦虑的孕妈妈的脑子里总会冒出无数个万一：万一胎宝宝缺钙发育不好怎么办？万一胎宝宝缺氧了怎么办？万一……

其实孕妈妈这种紧张焦虑的状态本身就是对胎宝宝最大的伤害。

如何消除孕妈妈的各种担忧

孕妈妈之所以会如此过度关心怀孕这件事，可能是因为空闲时间太多。所以，孕妈妈一定要充实自己的生活，多到户外活动活动，或者在网络孕婴论坛中结交朋友，或者读一些优美有趣的散文童话。总之，丰富你的生活，转移你的注意力，做一些令自己开心的事情，你会发现生活原来从不曾改变，美好与幸福其实一直都在。

完美准爸爸训练营： 如果你的同事或亲戚刚好也怀孕了，你可以周末带着孕妈妈去她们家里做客，让孕妈妈和她们聊聊天，交流一下孕期的生活和感受，说不定找到归属感后的孕妈妈就会变得从容很多。

第 **144** 天 外用药物莫乱用

我们的宝贝：如果你是一个漂亮的小女孩儿，那么，到今天为止，你的子宫就完全形成了。如果你是一朵苹果花，它就是被花瓣包裹着的子房，秋天到来的时候，它就会变成香甜的"果实"。

孕妈妈都知道孕期不可以乱吃药，除非是在医生的指导之下。所以在使用内用药时，孕妈妈们都会十分谨慎，然而外用药的使用就随意了很多。其实很多外用药的使用说明上都清楚地写着"妊娠期和哺乳期妇女慎用"。

杀癣净

杀癣净其成分是克霉唑，多用于皮肤黏膜真菌感染，如体癣、股癣、手足癣等，通过实验可以发现它不仅有致胚胎毒性作用，其药物成分还可以通过皮肤进入乳汁。虽然临床上未见明显不良反应和畸变报道，但为了胎宝宝的健康，此药应该慎用。

硝酸咪康唑霜

硝酸咪康唑霜，一般均有局部刺激。孕妈妈的皮肤比较敏感，易发生接触性皮炎，使用该药可能会因局部刺激发生灼感、红斑、脱皮起疱等。为了避免此类结果，孕妈妈最好不要使用硝酸咪康唑霜。

抗生素外用软膏

抗生素外用软膏，在皮肤感染方面应用较广泛。但有不少专家认为，妊娠期最好不要使用该药。因为此膏中的聚乙二醇会被全身吸收且蓄积，可能引起一系列不良反应。

皮质类固醇类药

应用于皮肤病较多。这类药具有抗炎、抗过敏作用，如治荨麻疹、湿疹、药疹、接触性皮炎等。但是，孕妈妈若大面积使用或长时期外用时，可造成婴儿肾上腺皮质功能减退。而且该药能通过皮肤吸收，小剂量分布到乳汁中，打算母乳喂养的孕妈妈要禁用。

孕妈妈不可自行擅用外用药。

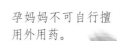

完美准爸爸训练营：如果孕妈妈患有皮炎、皮癣等皮肤病时，准爸爸要带着孕妈妈及时就诊，医生会针对孕妈妈的病症单独配一些温和无刺激的药膏，以避免对孕妈妈和胎宝宝造成伤害。

第 145 天 预防孕期便秘和痔疮

我们的宝贝：这一周，你的心脏跳动越来越有力了，如果用胎心仪仔细听，会发现它的声音像咚咚的铜皮鼓声。

妊娠期间，特别是进入孕后期，由于孕激素的影响，胃肠道蠕动减少，粪便在结肠停留时间延长，水分被吸收，致使粪便干燥，常有便秘出现；又由于腹内压力的增加，增大的子宫对下腔静脉的压迫，影响下腔静脉及盆静脉回流，常有痔疮出现，或是原有的痔疮症状加重。

如何治疗

怀孕妈妈发生痔疮的症状时，必须根据其症状的严重程度及怀孕的时期选择适

蔬菜中的膳食纤维可帮助孕妈妈缓解便秘。

当的治疗方法，千万不要擅自使用软膏栓剂和一些含有类固醇和麝香的药物。如果病情特别严重确需进行手术者，也应尽量在怀孕中期进行手术治疗，这样不但手术后的并发症少，也有良好的治疗效果。

预防和缓解

有痔疮的孕妈妈要特别注意多喝水，防止便秘，以防排便困难，磨破痔疮造成出血。

养成定时排便的良好习惯，预防便秘，才能预防痔疮的发生。

多食含膳食纤维多的蔬菜，如芹菜、韭菜等，要粗细搭配，合理膳食。

温水坐浴可以有效缓解症状，注意水温不要过高。

每天休息时抬高双腿至少1小时。

睡觉时双腿抬高，膝盖微屈。

避免长时间地坐着或站立。

完美准爸爸训练营：如果孕妈妈患有痔疮，准爸爸要为孕妈妈多准备一些新鲜的蔬菜和水果，暂时减少肉类的食物，这样才能帮助孕妈妈有效预防便秘和缓解病情。

第 146~147 天 经常抽筋怎么办

我们的宝贝：你的小胳膊、小腿变得越来越有力了，当你特别高兴或非常生气的时候，你会在妈妈的肚子里拳打脚踢，直到妈妈轻轻地抚摸你才会乖乖安静下来。

到了孕中期，身体的种种不适都变得特别严重。有时候你还在睡梦中，可腿部抽筋的疼痛却惊得你直冒冷汗。为什么最近总是抽筋呢？应该怎样缓解这些不适呢？

缺钙容易导致抽筋

孕期全程都需要更多的钙。尤其是在孕中晚期，孕妈妈的钙需求量更是明显增加，一方面母体的钙储备需求增加，另一方面胎宝宝的牙齿、骨骼钙化加速等，都需要大量的钙。当孕妈妈的钙摄入量不足时，胎宝宝就会摄入母体骨骼中的钙，致使孕妈妈发生抽筋、腰酸背痛等症状，甚至会导致软骨病。

另外，妊娠期腹内压力的增加，会使血液循环不畅，也是造成腿易抽筋的原因。

孕期抽筋巧应对

1. 适当进行户外活动，多进行日光浴。

2. 饮食要多样化，多吃海带、芝麻、豆类等含钙丰富的食物，如海带炖豆腐、木耳炒圆白菜、鱼头炖豆腐等，另外，每天一杯牛奶也是不可少的。

3. 睡觉时调整好睡姿，采取最舒服的侧卧位。伸懒腰时注意两脚不要伸得过直，并且注意下肢的保暖。

4. 注意不要让腿部肌肉过度劳累，不要穿高跟鞋。睡前对腿和脚部进行按摩。

5. 从怀孕第 5 个月起就要增加对钙质的摄入量，每天 1500 毫克左右。

6. 睡前把生姜切片加水煮开，待温度降到脚可以承受时用来泡脚。生姜水泡脚不但能缓解疲劳，还能促进血液循环，安神帮助入睡。有条件的可以用桶，水量没到小腿肚以上，这对避免抽筋特别有效。

7. 用湿热的毛巾热敷一下小腿，也可以使血管扩张，减少抽筋，同时，因为脑部和内脏器官中的血液会相对减少，大脑就会感到疲倦，还有助于睡眠。

完美准爸爸训练营：晚饭后，准爸爸记得提前煮一锅姜片水，等温度降到孕妈妈感到舒服的时候，把水端到卧室里，方便孕妈妈泡完脚以后直接上床睡个舒服觉。

第 **148** 天 洗澡时要注意的事情

> 我们的宝贝：跟妈妈的作息规律差不多，你已经养成了良好的作息规律，每天早晨你会和妈妈一起醒来，张开耳朵聆听早晨的鸟鸣。

大腹便便的孕妈妈现在行动不太方便，要特别小心碰撞摔倒。因此孕妈妈洗澡的时候一定要注意一些细节，做好安全防护工作。

采用淋浴

最好采取淋浴方式，千万不要贪图舒适把自己整个泡在浴缸里。怀孕后，阴道内乳酸含量降低，对外来病菌的杀伤力大大降低，泡在水里有可能引起病菌感染，甚至造成早产。

时间要短

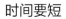

每次洗澡时间不要太长，15分钟左右为宜。时间过长不但会引起自身脑缺血，发生昏厥，还会造成胎儿缺氧，影响胎宝宝神经系统的正常发育。

不要锁门

洗澡时要注意室内的通风，避免晕厥，不要锁门，以保证万一晕倒、摔倒时可得到及时救护。

水温适宜

水温应控制在38℃左右，不要用过热的水洗澡，更不能蒸桑拿。水温过热使母体体温暂时升高，破坏羊水的恒温，对胎宝宝的脑细胞造成危害。水温过凉也有导致流产的危险。

慎用香熏

有些孕妈妈在怀孕前喜欢用些香熏来给浴室增加气氛，但此时，这些气味很可能会加重你的妊娠反应，孕妈妈在此时最需要纯净自然的空气，保持浴室的通风、使用安全淡雅的洗护用品一样会给你好心情的，那些味道浓郁的香熏用品也许会对胎宝宝有不良影响，为保险起见，还是等产后再用吧。

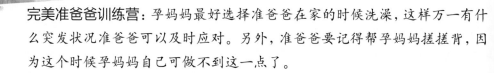

完美准爸爸训练营：孕妈妈最好选择准爸爸在家的时候洗澡，这样万一有什么突发状况准爸爸可以及时应对。另外，准爸爸要记得帮孕妈妈搓搓背，因为这个时候孕妈妈自己可做不到这一点了。

第 **149** 天 职场孕妈的减压秘籍

我们的宝贝：现在的你如此安静，一定是进入甜甜的梦乡了。想象你恬静的面孔，微闭着双眼，均匀的呼吸，闪动着的小小鼻翼，真觉得幸福像花儿一样。

现在的女性大多要兼顾家庭和工作。因此，原来醉心于工作的女性一旦变身为孕妈妈，多会因怀孕所引起的心理和生理不适导致心理压力过大。不过只要你学会一些自我调节的方法，处于职场的孕妈妈一样可以精力充沛、心情愉快。

减轻负荷

到了怀孕期，你需要改变一下自己的想法。在体力上要尽量多休息，以免过度疲劳；而在情绪上，如果总是像以前那样满负荷工作，会把自己搞得很紧张，甚至焦虑不堪，对自己和胎宝宝都没有好处。

调适生活

你需要慢慢调适新的生活，因为怀孕没有回头路，只能向前看，不要因为这种暂时性的不便而不快。应该学会休息，学会保护和爱惜自己和腹中的胎宝宝。

尽早调职

尽早通知公司并和公司商讨怀孕后的工作安排，因为有些公司会根据孕妈妈的身体情况而将其安排调配到其他工作岗位上。

不要加班

应量力而行，不要经常加班、熬夜，要尽量减少工作量并且善用上班时间完成工作，避免将工作带回家中。

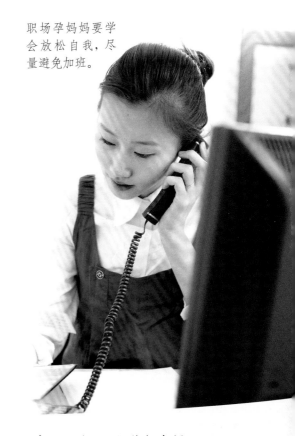

职场孕妈妈要学会放松自我，尽量避免加班。

完美准爸爸训练营：傍晚陪着孕妈妈一起散步，拉着她的手，回忆你们青涩的恋爱时光，陪她抬头仰望新月和繁星，这些简单的举动，可以为孕妈妈带来内心的宁静。

第150天 学会自测宫底和腹围

我们的宝贝：睁开你明亮的眼睛，每天看着周围的一切，是不是觉得都已经如此熟悉。你吮吸着自己软软的手指，享受这安全又温暖的每一天。

现在胎宝宝在妈妈肚子里面是怎样的状况呢？这是每个孕妈妈都关心的问题。测量宫高和腹围，是最直接地获得胎宝宝生长数据的方式。宫高和腹围的增长是有一定规律和标准的，产检每次都要测量宫高及腹围以估计胎宝宝的发育情况。孕晚期通过测量宫高和腹围，还可以估计胎宝宝的体重。自己在家测量宫高和腹围，再对照以下的表格，也能够估算胎宝宝的发育是否在正常范围以内。

1. 宫高的测量：从下腹耻骨联合处至子宫底间的长度为宫高。

2. 腹围的测量：通过测量平脐部环腰腹部的长度即可得到。

3. 注意：如果连续2周宫高没有变化，孕妈妈需立即去医院检查。

下面为孕妈妈提供一些相关参考数据，以供孕妈妈参照对比。

宫高正常标准表 单位：厘米

妊娠周数	下限	上限	标准
满 20 周	15.3	21.4	18
满 24 周	22	25.1	24
满 28 周	22.4	29	26
满 32 周	25.3	32	29
满 36 周	29.8	34.5	32
满 40 周	33		

腹围正常标准表 单位：厘米

妊娠周数	下限	上限	标准
满 20 周	76	89	82
满 24 周	80	91	85
满 28 周	82	94	87
满 32 周	84	95	89
满 36 周	86	98	92
满 40 周	89	100	94

完美准爸爸训练营： 为孕妈妈准备一把软尺，记得记录下孕妈妈每周的宫高和腹围，如果有什么不妥要及时去询问医生。

第 **151** 天 胎动异常早知道

我们的宝贝：你的小耳朵变得特别灵敏，悠扬欢快的声音会让你变得安静，喧闹嘈杂的声音却会让你变得烦躁不安。

有些孕妈妈会突然感觉到胎动异常，这个时候千万不可掉以轻心，因为这有可能是胎宝宝向你发出的求救信号。

胎动突然减少

原因可能是孕妈妈发热。孕妈妈的体温如果持续过高，超过 38℃，就会使胎盘、子宫的血流量减少，小家伙也就变得安静许多。所以，为胎宝宝健康着想，孕妈妈需要尽快去医院治疗。

怀孕期间，孕妈妈要注意休息，特别要避免感冒；有流行性疾病发生时，要避免去人多的地方。

胎动突然加快

一旦孕妈妈受到严重的外力撞击时，就会引起胎宝宝剧烈的胎动，甚至造成早产、流产等情况。因此孕妈妈应该少去人多的地方，以免被撞到，并且减少大运动量的活动。

胎动突然加剧又很快停止

这种情况可能是胎盘早期剥离。此情况多发生在孕中期以后，有高血压、严重外伤或短时间子宫内压力减少的孕妈妈多容易出现此状况。一旦出现这样的状况，孕妈妈会有阴道出血、腹痛、子宫收缩等症状。胎宝宝则会因为突然缺氧，出现短暂的剧烈胎动，随后又很快停止。

另外一个原因可能是脐带绕颈或打结。这时候，胎动急促，经过一段时间后又突然停止，这是胎宝宝发出的异常信号。

不论什么原因，孕妈妈一旦发现胎动异常，要及时到医院检查就诊，以免耽误时间造成遗憾。

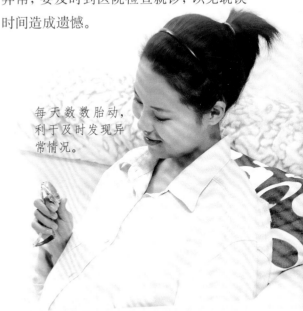

每天数数胎动，利于及时发现异常情况。

完美准爸爸训练营：如果孕妈妈觉得胎动异常，准爸爸要及时陪她到医院检查。千万不要抱有侥幸心理，认为孕妈妈过于紧张而小题大做，否则可能会追悔莫及。

第152天 大肚孕妈轻松洗发

> 我们的宝贝：在这周，你的大脑会迅速发育。这也是你学习的良好时机，爸爸妈妈会每天和你说话，陪你一起听音乐，一起做益智游戏，因为这会对你以后的性格和爱好产生很大的影响。

洗头对一般人来说，是再简单不过的事情，不过对于挺着大肚子的孕妈妈来说，可就不那么简单了。淋浴的话，弯腰会很不舒服，站太久也很累。所以，聪明的孕妈妈可以使用一些省力又舒服的洗头方法。

坐着洗头

可以在洗澡之前，拿一个小板凳放在浴缸里，坐着先把头发洗好，这样可以避免下身被污水接触，有效防止阴道感染，也会感觉比较轻松。

到美发店洗

这个方法省心省力，坐着享受一下洗发服务还是很惬意的，顺便按摩一下颈椎、肩膀也不错。不过，最好带上自己的洗发水，因为理发店的洗发水大多含有过多的化学物质。

请准爸爸帮忙

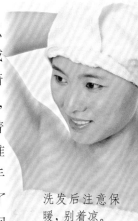

洗发后注意保暖，别着凉。

孕妈妈可以躺在躺椅上，或坐在有靠背的椅子上，头向后仰，由准爸爸来帮着洗头。这对于准爸爸来说是举手之劳，不仅解决了孕妈妈洗头难的问题，还能让洗头过程充满爱意，是交流感情的好机会。

洗完头后，孕妈妈可不要披着湿漉漉的头发外出或者上床睡觉，因为这样非但不舒服，还容易着凉，引起感冒。记得及时用吹风机的热风将头发吹干，或者使用质地柔软、具有抑菌功能的干发帽和干发巾。

完美准爸爸训练营：挑一个温暖的午后，在洒满阳光的温馨小屋中，为心爱的她清洗头发，是再浪漫不过的事情了。

第153~154天 孕期贫血巧缓解

我们的宝贝：虽然你的眉毛和头发已经清晰可见，但是它们像刚刚长出的嫩叶一样，颜色非常浅，几乎和肤色一样，但是随着时间的推移，它们的颜色会越来越深。

如果孕妈妈经常感到头晕乏力、胸口发闷，那你很可能患有贫血。

贫血7大症状

经常感觉疲劳，即使活动不多也会感觉浑身乏力。

偶尔会感觉头晕。

脸色苍白。

指甲变薄，而且容易折断。

呼吸困难。

心悸。

胸口疼痛。

如何缓解

多吃含铁食物。从孕前及刚开始怀孕时，就要注意多吃瘦肉、家禽、动物肝及血（鸭血、猪血）、蛋类等富铁食物。豆制品含铁量也较多，肠道的吸收率也较高，要注意摄取。多吃面食，

面食较大米含铁多，肠道吸收也比大米好。

多吃有助于铁的吸收的食物。水果和蔬菜不仅能够补铁，所含的维生素C还可以促进铁在肠道的吸收。因此，在吃富铁食物的同时，最好一同吃一些水果和蔬菜，也有很好的补铁作用。

做菜多用铁炊具烹调。做菜时尽量使用铁锅、铁铲，在烹制食物时会产生一些铁离子溶解于食物中，形成可溶性铁盐，容易让肠道吸收铁。

多吃富含维生素C的食物，如橙子和番茄等，有助于铁的吸收。

蔬菜和水果所含的维生素C能促进铁的吸收。

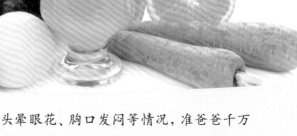

完美准爸爸训练营：如果孕妈妈有头晕眼花、胸口发闷等情况，准爸爸千万不要置之不理，要及时带着孕妈妈到医院检查，以确定孕妈妈是否患有贫血症。

第155天 预防巨大儿

我们的宝贝：就像夏天刚刚坐果的梨子一样，现在的你还比较干瘦，但是随着皮下脂肪的慢慢堆积，很快你就会变得跟秋天的南瓜一样圆润可爱。

根据我国标准，新生儿出生体重等于或大于4000克，就被称为巨大儿。随着物质生活水平的提高，巨大儿的发生率也在不断上升。

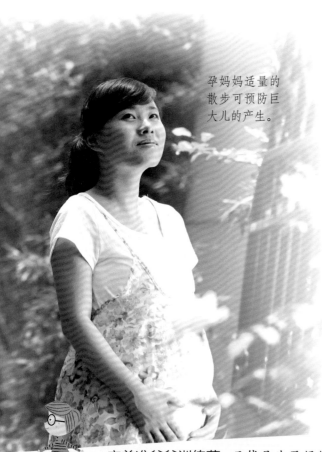

孕妈妈适量的散步可预防巨大儿的产生。

巨大儿产生的原因

很多孕妈妈认为吃得越多、营养越丰富，对胎宝宝越好，于是只吃大鱼大肉及各种保健品，加上运动不足，则会导致胎宝宝的体重也随之猛增，增大了巨大儿的产生概率。

巨大儿有什么不好

巨大儿会导致分娩过程延长，分娩难度增大，可能造成孕妈妈产道撕裂，重者甚至会引发子宫和膀胱破裂。另外，如果因为巨大儿而导致分娩时间过长，胎宝宝则可能会因为长时间缺氧而引起脑瘫。

如何谨防巨大儿

科学摄取营养，调整生活节奏，这是降低巨大儿发生率的关键。孕妈妈应随时监控体重，按时检查，多听取医生建议。

孕妈妈应参加适当的运动，比如散步、做孕妇操，不要整天待在家里坐着或者躺着，避免营养过剩。

完美准爸爸训练营：虽然是为孕妈妈和胎宝宝着想，但准爸爸也不要总是逼着孕妈妈不断地吃东西，要经常陪着孕妈妈一起散步，这样可以避免巨大儿的产生。

第 **156** 天 胎宝宝体重过轻怎么办

我们的宝贝：你的全身长满柔软的胎毛，现在的你看起来像一只毛茸茸的小毛猴儿。

胎宝宝体重过轻是一个危险信号。如果产检医生告诉孕妈妈说胎宝宝的体重过轻，孕妈妈一定要进一步查明原因，及时采取挽救措施。

孕妈妈方面的因素

从孕妈妈方面讲，与孕妈妈妊娠时的身高、体重、年龄、胎产次等有关。同时胎宝宝体重的差异，40% 来自双亲遗传因素，以母亲遗传影响较大。孕妈妈营养不良，尤其是蛋白质和能量不足是影响胎宝宝生长的一个重要因素。

矿物质与维生素缺乏影响胎宝宝发育，如缺锌，可影响核酸和蛋白质的合成，胎盘绒毛总面积缩小，影响胎宝宝发育。

另外孕妈妈严重的贫血、多胎妊娠、严重心脏病、产前出血、糖尿病等都可以使胎宝宝发育迟缓。当吸烟（主动或被动）、酗酒、吸毒时，有害物质可使胎盘血管数目减少、内皮受损；尼古丁还可使神经末梢释放儿茶酚胺，刺激子宫收缩，减少血供。

胎宝宝方面的因素

从胎宝宝方面讲，促使胎宝宝生长发育最重要的因素是营养物质的获得和利用。胎宝宝本身发育缺陷，使生长激素和胰岛素不足，从而抑制胎宝宝生长发育。

当胎宝宝宫内感染，如风疹病毒、单纯疱疹病毒、巨细胞病毒、弓形虫等，通过血流使胎盘感染，胎盘绒毛功能减退。在胎盘及脐带有异常时，如胎盘炎症、脐带过细、扭曲、真结节等，使子宫胎盘血流量减少，胎宝宝得不到大量的营养和氧气，而无法正常发育。

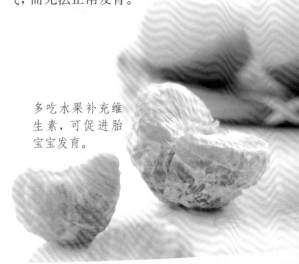

多吃水果补充维生素，可促进胎宝宝发育。

完美准爸爸训练营：准爸爸一定要戒烟，即使你的烟瘾特别大，至少不要在家里吸烟。因为香烟中的有害物质会对胎宝宝造成严重的伤害。

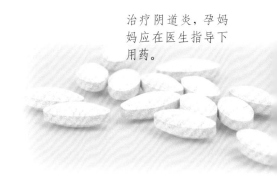

治疗阴道炎,孕妈妈应在医生指导下用药。

第157天 预防阴道炎

孕6月

我们的宝贝:如果你是一个小王子,今天睾丸已经下降到阴囊里。

孕妈妈怀孕后,卵巢的黄体便会分泌大量雌性激素和孕激素,致使白带增多,这是正常现象。但是由于阴道内的分泌物增多,孕妈妈非常容易感染阴道炎。

症状

如果阴道分泌物呈乳白色或者稀薄的雪花膏的颜色,气味不强烈,则属于生理性变化,不是疾病,不用担心。

如果白带呈脓样,或带有红色,或有难闻气味,或混有豆腐渣样东西,加之外阴瘙痒时,可能是阴道炎,应立即就医。

预防

内裤、浴巾应保持清洁,必要时采取5~10分钟的煮沸消毒。最好每天将换下的内裤用60℃以上的热水浸泡或煮沸消毒。

孕期性爱使用安全套,防止夫妻交叉感染、反复感染。必要时,准爸爸也需要到医院做检查,积极配合治疗。

吃糖较多会导致血糖或尿糖偏高,阴道内糖原增加,酸度增高,酵母菌大量繁殖,容易引发阴道炎。

使用碱性香皂、浴液,甚至高锰酸钾、酒精等药品进行私处清洁会破坏女性身体作为天然屏障的弱酸性环境,还会引起病菌逆行感染,引发阴道炎。

不要光顾不正规的游泳场所、洗浴场所,或去不正规的医疗单位做器械检查,避免发生间接感染。

治疗

甲硝唑是治疗滴虫性阴道炎的首选药物,但在怀孕20周之前不宜使用。怀孕20周后,可在医生的指导下口服甲硝唑,以阴道分泌物显微镜下检查3次未见滴虫为治愈。

完美准爸爸训练营: 也许准爸爸是一个激情四射的人,但无论如何,用一只小小的避孕套,就可以呵护孕妈妈的柔弱。

第 **158** 天 坚持锻炼骨盆底肌肉

我们的宝贝：你的骨骼变得越来越坚固，所以你的身体也越来越有力量，这样你才可以保护自己和你爱的一切不受伤害。

骨盆底肌肉支托着孕妈妈的子宫、膀胱等，长期过度牵拉骨盆底肌肉会造成骨盆底肌肉松弛、子宫垂脱和性趣减弱等后果。所以，为了自身的健康，孕妈妈一定要坚持锻炼骨盆底肌肉。

锻炼骨盆底肌肉的好处

坚持锻炼骨盆底肌肉，可以促进直肠的血液循环，对预防和缓解痔疮大有好处；锻炼骨盆底肌肉，可以加强膀胱的收缩力，对缓解尿失禁十分有效；坚持锻炼骨盆底肌肉能增强阴道的肌肉弹力，不仅可以帮助缩短第二产程，而且对侧切后的伤口复原大有裨益；除此之外，坚持锻炼骨盆底肌肉，对打算自然分娩的孕妈妈来说，可以防止阴道松弛，避免产后性生活质量下降。

找到骨盆底肌肉的位置

想要锻炼骨盆底肌肉，首先需要明白它的位置。其实，不雅观但形象地说，当你忍住放屁或小便的时候，你感觉到下身收紧的地方就是你的骨盆底肌肉。

这样来锻炼

你可以随时随地，采取任何姿势来锻炼骨盆底肌肉。收紧骨盆底肌肉，默数 10 秒，放松，默数 10 秒，接着收紧。如此反复，坚持 10 分钟左右。

在锻炼骨盆底肌肉的时候，要确保身体的其他部位是放松的。如果你不能确定，就坐在椅子上，当你收紧骨盆底肌肉时，用双手摸摸你的腹部、臀部或腿部，如果你感觉身体的肌肉是放松的，就证明你的锻炼方式是正确的。

锻炼骨盆底肌肉有助于顺利分娩。

完美准爸爸训练营：孕妈妈在锻炼的时候，准爸爸可不要在一旁窃笑哦。请把这看作是一件严肃和庄重的事情，因为孕妈妈所做的每一件事都是为了你们一家的幸福。

第159天 缓解不适的锻炼方法

我们的宝贝：为了给自己加点乐趣，你会眨眨眼睛玩耍。这时候，你漂亮的眼睛就像夜空中的星星一样一闪一闪，亮晶晶的。

没有疾病的时候不要整日卧床不起，起来运动运动，赶走孕期所有的不适吧！

颈部运动

作用：可缓解颈部和肩部的疼痛。

方法：下巴靠在胸部，头部按顺时针和逆时针方向各转动 2~3 次，直到感觉颈部舒适为止。

肩部运动

作用：可缓解因不良姿势造成的上背部疼痛。

方法：两手臂弯曲，手指尖置于双肩处，肘关节向前做画圈动作，然后再向后做，每次做 10 下，感到上背和肩部肌肉的不适缓解时停止。

背部运动

作用：可缓解上背部的肌肉和上肢肌肉的疼痛。

方法：向两侧伸开双臂，同时手掌打开，做画圈动作，幅度由小到大，共做 10 次。然后反方向画圈，动作由大到小，共做 10 次。每节可重复 2 次。

腿部运动

作用：有利于血液循环，防止静脉曲张和腿、脚水肿。

方法：站立，扶墙或家具站稳，抬高一条腿，使踝关节弯曲，脚趾朝向自己。换另一条腿重复动作。然后坐下，再做同样的动作。注意不要让脚趾绷得太直、太紧，以免抽筋。

如果运动中发生腿部抽筋，就平坐地板上或床上，两腿平伸。

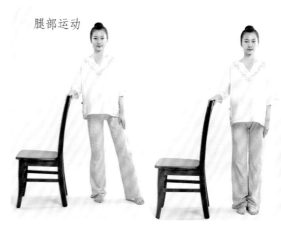

腿部运动

完美准爸爸训练营：抽筋对孕妈妈来说可能已经是家常便饭，所以，当孕妈妈做腿部运动的时候，准爸爸要在一边充当指导员和急救员。有了准爸爸的守护，孕妈妈会觉得安全和幸福的。

第 160~161 天 孕期胀气别担心

我们的宝贝：你变得越来越有力气了，调皮的时候会抓着身边的脐带玩耍，像只正在荡秋千的调皮小猴儿。

怀孕之后，不少孕妈妈会因为肚子鼓鼓胀胀的而感到不舒服，连胃口也跟着变差了。胀气不但影响孕妈妈的心情，还可能让宝宝营养不足、健康打折，但是也不用太担心，孕期胀气只是暂时性的。

怀孕早期

孕早期的胀气为激素分泌改变所致。大部分的孕妈妈，胀气最严重的时候，就是在怀孕后的前 3 个月，还会并发一些恶心、呕吐的症状，过了这段时间就会慢慢减轻。

怀孕中后期

子宫扩大，压迫到肠，使肠蠕动减缓。如果孕妈妈本身就易有肠胃方面的不适，如便秘、胀气、肠蠕动能力较差，或是肠胃炎、胃酸过高，甚至是胃溃疡等疾病，孕期胀气的时间会持续比较久，持续到怀孕五六个月。

怀孕后期

怀孕后期的胀气和前期不同，前期是因为胃胀气、肠蠕动变差造成的；进入怀孕后期，子宫扩大，宝宝开始压迫到腹部上方，也就是上肠胃道，包括胃、十二指肠的部位。所以在怀孕 34 周之前（子宫扩大时），吃的食物太多或太油腻，就会有想吐、胃痛的症状；但是 34~36 周，胎宝宝会逐渐下降到骨盆，孕妈妈则会有松了一口气的感觉。

清淡易消化的饭菜可帮孕妈妈缓解胀气。

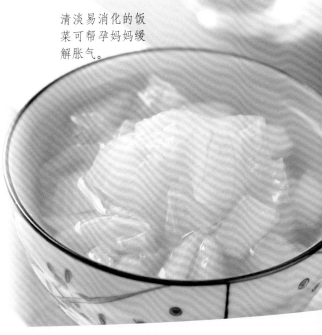

完美准爸爸训练营：如果孕妈妈有胀气的情况，准爸爸要避免让孕妈妈吃过多含淀粉的食物，准备一些清淡温热的食物，比如清炒莜麦菜、紫菜蛋花汤等，可以帮助孕妈妈缓解胀气。

第162天 如何做胎心监护

我们的宝贝：你的耳骨正在硬化，它支撑着耳郭，像一个小喇叭，能帮助你更好地收集声音。

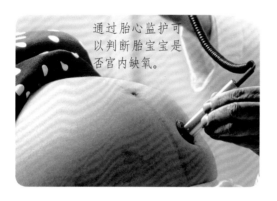

通过胎心监护可以判断胎宝宝是否宫内缺氧。

胎心监护是通过监测胎动和胎心率来反映胎宝宝在母体内的状况。在胎心监护检查过程中，医生能够监测胎宝宝的心跳，包括胎宝宝休息和活动时的胎心率分别是多少。

胎心监护的必要性

孕期中，有可能会出现胎盘脐带绕颈或孕妈妈自身原因导致的胎宝宝宫内缺氧。产前胎心监护的目的是检测胎宝宝的正常发育情况，在胎宝宝缺氧早期发现并挽救。

家庭胎心监护的方法

家用的胎心监护仪器：留心孕检时医生听胎心的位置，在家中自己用家用胎心监护仪找到胎心的位置，重复听一次。胎宝宝小于5个月时，听胎心通常在脐下，腹中线的两侧，孕6~8个月时，胎心位置会随之上移。孕晚期时，胎位基本固定，观察医生听胎心的位置即可。

家用胎心听诊器：主要是在大锥形的双输口听头顶面的两个输口各接有胶管，胶管另一端各接有一只耳塞，双输口听头侧面装有一只电子计时器。这极大地方便了孕妈妈随时自我听胎心。

虽然家用胎心仪器可以让孕妈妈随时了解胎宝宝在孕妈妈腹中的情况，可是孕妈妈最好不要因此而忽视妇产医院的胎心监护项目，因为毕竟医院的设施会更精准，更专业，而且医生会对胎心监护的结果做出详细的分析，并会嘱咐孕妈妈需要注意的相关事项。所以，为了胎宝宝的健康，孕妈妈还是要定期到医院做检查。

完美准爸爸训练营：做胎心监护半小时前，准爸爸记得让孕妈妈吃一块巧克力，这样胎宝宝才更有力量活动，准爸爸和孕妈妈才能听得更真更准确。

第 **163** 天 孕期举手投足小提示

我们的宝贝：你的体重还在不断增长，妈妈感觉肚子里好像装着一个大西瓜一样，沉甸甸的。

随着孕妈妈的身体变得越来越笨重，各种不适症状也越来越明显，所以孕妈妈要特别注意一些坐立行动的小细节，以便让自己更舒服一些。

保持站立时

如果孕妈妈的工作性质需要长时间站立，这会减缓腿部的血液循环，导致水肿以及静脉曲张。孕妈妈必须定期让自己休息一会儿，坐在椅子上，把双脚放在小板凳上，这样有利于血液循环和放松背部。

俯身弯腰时

6个月后孕妈妈要尽可能地避免俯身弯腰的动作，以免给脊椎造成过大的重负。如果孕妈妈需要从地面拣拾起什么东西，应该轻轻蹲下，再缓缓站起。

起床时

孕妈妈往往觉得侧卧更舒服些，为了让全身的体重分配得更均匀，最好在膝盖之间垫上小枕头。现在起身时缓慢地去做动作，以免腹腔肌肉过分紧张。仰躺着的孕妈妈起身前要先侧身，肩部前倾，屈膝，然后用肘关节支撑起身体，盘腿，以便腿部从床边移开并坐起来。

坐着时

孕妈妈正确的坐姿是要把后背紧靠在椅子背上，必要时还可以在腰部放一个小枕头。如果孕妈妈是坐着工作的，最好每隔半小时放松一下，起来走走，因为这样会有助于血液循环，还可以预防孕期多发的痔疮。

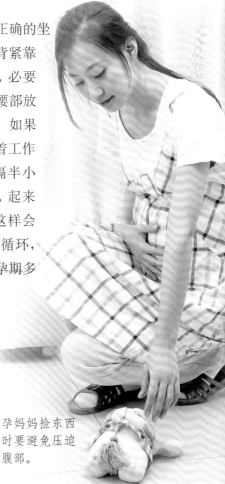

孕妈妈捡东西时要避免压迫腹部。

完美准爸爸训练营：准爸爸记得在家里准备一只结实的小凳子，以便孕妈妈坐着时可以把脚搭在上面。这样不仅可以让孕妈妈舒服很多，还能有效缓解水肿和静脉曲张。

第164天 如何缓解腰酸背痛

我们的宝贝：你的呼吸系统还不完善，还不能通过自身排出二氧化碳。就好像一棵已经扎根却还没有长出绿叶的石榴树一样，虽然可以从土地中汲取水分，却还不能通过叶片上的气孔挥发多余的水分。

随着胎宝宝一天一天地长大，孕妈妈在洋溢幸福笑容的同时，也经常被不期而至的腰酸背痛折磨得寝食难安。怎样缓解这些不适，让孕妈妈感到舒服一些呢？

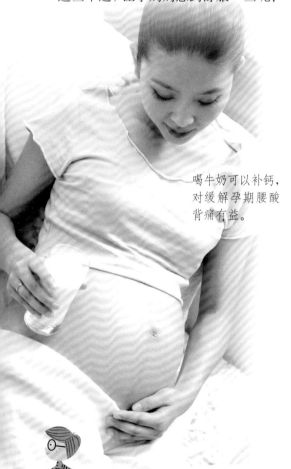

喝牛奶可以补钙，对缓解孕期腰酸背痛有益。

1. 避免久坐或久站，只要坐或站了一段时间，就应该变换姿势。

2. 适度地锻炼腰、腹、背等部位的肌肉。但是从孕7月起，做任何运动都要避免长时间采取躺姿，因为这样会压迫孕妈妈腹部的大血管，造成血液循环不良。

3. 站立时骨盆稍后倾，抬起上半身，肩稍向后落下，同时避免长时间站立。

4. 坐时，后腰要舒服地靠在椅背上，上半身伸直，不要长时间坐无靠背的椅子。

5. 行走时全身放松，穿平底鞋。

6. 采用蜷曲侧卧式睡姿，使用上文提到过的侧睡枕。仰卧时将枕头垫于膝关节下。

7. 每天的站立时间在4~5小时的孕妈妈，可以用护腰带，会起到很好的效果。

8. 多晒太阳、保证摄入充足的钙，增加骨骼的强度。

9. 晚上洗澡时，用稍热的水冲洗腰背部，可以减轻腰酸背痛。

完美准爸爸训练营： 晚上睡觉之前，准爸爸帮孕妈妈按摩一下腰背，不仅可以缓解孕妈妈的不适，而且准爸爸和孕妈妈甜蜜的幸福会感染胎宝宝，这种美好的情绪胎教会令小家伙十分愉悦。

第165天 谨慎食用营养素补充剂

我们的宝贝：像雪花一层一层地堆积在冰面上一样，你的皮下脂肪也正在慢慢堆积，以维持你需要的温度。

不少孕妈妈可能会遇到这种情况，当你告诉医生虽然自己身体的各项检查结果都很正常，可自己却总是感到头晕胸闷。医生可能会建议你服用营养素补充剂。那么究竟孕妈妈需不需要服用营养素补充剂呢？服用营养素补充剂又需要注意什么呢？

因人而异服用营养素补充剂

营养素补充剂包括两类，即补充某一种维生素或矿物质的单剂营养素和补充三种或三种以上维生素和(或)矿物质的复合剂营养素。孕妈妈切不可盲目服用营养素，一定要先到医院检查一下自己到底缺少哪些维生素或矿物质，然后有针对性地选用营养素。

如果平时不挑食、不偏食，身体又没有什么不适症状的孕妈妈，只要膳食平衡，则完全没有必要服用营养素补充剂。如果不爱喝牛奶的孕妈妈经常腿抽筋，则可以选用补充钙剂的单剂营养素补充剂。如果膳食失衡非常严重，孕妈妈则可能需要复合维生素营养剂。

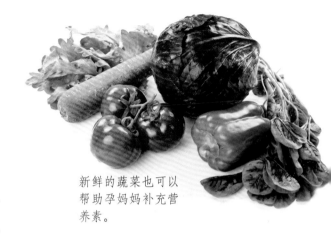

新鲜的蔬菜也可以帮助孕妈妈补充营养素。

服用营养素补充剂的禁忌

孕妈妈在服用营养素之前，一定要按照使用说明规定的量服用，因为所有的营养素都会有一定的副作用，过量食用容易造成慢性中毒。

切忌同时服用两种或两种以上的同类营养素，这样相当于过量服用营养素，很容易出现头晕、发热、便秘等情况。

完美准爸爸训练营：即使孕妈妈没有明显的不适症状，准爸爸也不要忽视孕妈妈的健康，多准备一些蔬菜、水果、鱼肉和牛奶，要知道，均衡的膳食才是对孕妈妈和胎宝宝最有益的。

第166天 孕妈妈不宜吃冷饮

我们的宝贝：虽然你还是顶着相对较大的脑袋，但你的身体比例已经变得比较协调。这样的你看起来像一朵细长的蘑菇。

冰激凌是大多数女孩儿喜欢的食物。但是一旦升级为孕妈妈，你就不能只为自己的食欲考虑了，冷饮的温度过低，孕妈妈食用后很容易引起不适，而且对胎宝宝也十分不利。

冷饮会刺激孕妈妈的肠胃和子宫，对胎宝宝不利。

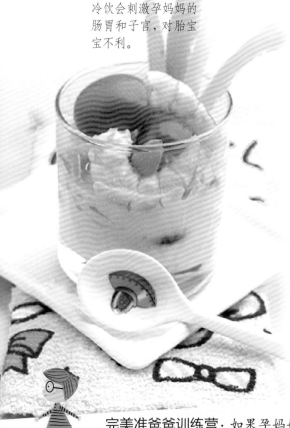

在怀孕期，孕妈妈的胃肠对冷的刺激非常敏感。多吃冷饮会使胃肠血管突然收缩，胃液分泌减少，消化功能降低，从而引起食欲缺乏、消化不良、腹泻，甚至引起胃部痉挛，出现剧烈腹痛现象。

孕妈妈的鼻、咽、气管等呼吸道黏膜往往充血并伴有水肿，如果贪食冷饮，充血的血管突然收缩，血液减少，可致局部抵抗力降低，使潜伏在咽喉、气管、鼻腔、口腔里的细菌与病毒乘机而入，引起嗓子痛哑、咳嗽、头痛等。严重时能引起上呼吸道感染或诱发扁桃体炎。

此外胎宝宝对冷的刺激也极敏感，当孕妈妈喝冷水或吃冷饮时，胎宝宝会在子宫内躁动不安，使胎动变得异常频繁，这种情况如果持续的时间比较长，则会引起胎宝宝宫内缺氧。

完美准爸爸训练营：如果孕妈妈十分喜欢吃冷饮，总是习惯在冰箱里储存很多冷饮，准爸爸要及时向孕妈妈解释特殊时期食用冷饮的坏处，尽量说服孕妈妈减少冷饮的食用。如果孕妈妈同意的话，把冰箱里的冷饮统统送人吧。

我们的宝贝：你的胎毛又长长了一些，柔软浓密的胎毛布满了你的全身，好像冬瓜上白色的小刺毛一样，它是很好的保护层，能避免羊水对皮肤造成伤害。

女性怀孕以后体内会分泌出大量的孕激素使得血管扩张充血。同时，血容量比非孕期增高，而人的鼻腔黏膜血管比较丰富，血管壁比较薄，所以容易破裂引起出血。尤其是当经过一个晚上的睡眠，起床后，体位发生变化或擤鼻涕时，就更容易流鼻血。

流鼻血怎么处理

随身携带一些纸巾备用。若发生流鼻血，请不要紧张，可走到阴凉处坐下或躺下，抬头，用手捏住鼻子上部，然后将蘸冷水的药棉或纸巾塞入鼻孔内。如果不能在短时间内止住流血，则可以在额头上敷上冷毛巾，并用手轻轻拍额头，从而减缓血流的速度。

如何预防

注意调整饮食结构，少吃辛辣的食物，多吃富含维生素C、维生素E的食物，比如绿色蔬菜、黄瓜、番茄等，苹果、杜果、桃子等水果，以及豆类、蛋类、乳制品等食物，以巩固血管壁，增强血管的弹性，防止破裂出血的情况发生。

少做擤鼻涕的动作，避免因损伤鼻黏膜血管而出血。每天用手轻轻地按摩鼻部和脸部一两次，促进局部的血液循环与营养的供应，尤其是在冬天。

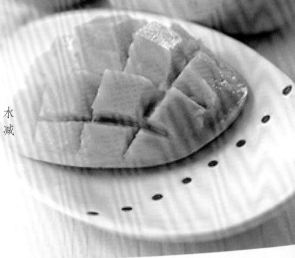

多吃富含维生素的水果可巩固血管壁，减少鼻出血。

完美准爸爸训练营：空气干燥，也会导致孕妈妈流鼻血，所以准爸爸要在卧室内放一盆水培植物或养几只金鱼，这样既可以增加生活的情趣，也可以加大空气的湿度。

孕7月 最舒服的孕期时光

现在胎宝宝发育良好，他像一棵顽强的小树苗，已经在你的子宫中深深地扎下根来。这时候，孕吐已经是遥远的过去，你也不用再整日小心翼翼地应对各种身体不适。放松身心，好好地享受这难得的孕期时光：在啾啾的鸟鸣声中迎来清晨第一缕柔和的阳光，把心里的美好想象告诉屋檐下呢喃的燕子，让一棵细柔的含羞草蕴藏你的甜蜜情话，让一群快乐的音符在你四周舞蹈……

这是最惬意的时光，是最温柔的浪漫。与心爱的人在一起，相知相守，孕育幸福，这就是生活赐予的最好礼物。

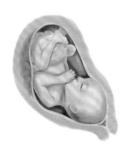
第 25 周

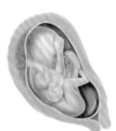
第 26 周

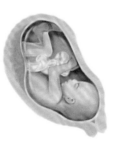
第 27 周

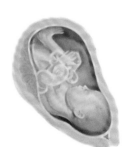
第 28 周

第169天 第7个月的产前检查

我们的宝贝：现在，妈妈肚子里的小房子对你来说已经变得狭促，因此你总是不停地伸展身体，希望把你的小房子撑大一些。

此月的产前检查，孕妈妈可能会做的项目

- ☐ 检查子宫大小与高度
- ☐ 检查皮疹、静脉曲张、水肿等项目
- ☐ 检查体重与血压
- ☐ 验尿
- ☐ 如有必要，检查血色素及血细胞比容
- ☐ 检查你的饮食习惯，必要时，与医生讨论你的体重情况
- ☐ 听胎宝宝的心跳
- ☐ 必要时，可通过超声波看看胎宝宝
- ☐ 与医生讨论你的感觉和关心的问题

读懂你的产检报告

双顶径：在孕5个月以后，双顶径基本与怀孕月份相符，也就是说，孕28周（7个月）时双顶径约为70毫米；孕32周（8个月）时约为80毫米。以此类推，孕8个月以后，平均每周增长约2毫米为正常，足月时应达到93毫米或以上。

头围：是胎儿环头1周的长度。孕周与头围的对应值为（周/毫米）：25/230；26/239；27/249；28/258；29/266；30/275；31/283；32/290；33/298；34/305；35/312；36/319；37/326；38/333；39/339；40/345。

股骨长：指的是胎儿大腿骨长度，正常值与相应的怀孕月份的双顶径值差2~3厘米（适合孕22周以上的计算方法）。

肱骨长：指的是上腕骨的长轴，用于推断孕中、晚期的妊娠周数。

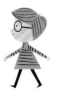

完美准爸爸训练营：要陪着孕妈妈去产检了，准爸爸记得提前安排好手头上的工作，避免在孕妈妈产检的时候不断接打电话处理公事，这样会让孕妈妈感觉自己被忽视了。

第 **170** 天 补充"脑黄金"，宝宝更聪明

我们的宝贝：你的力气越来越大，当你使劲踢打的时候，妈妈的肚子上会鼓起一个可爱的小包，那是你的小手或小脚丫的杰作。

我们的大脑中 65% 是脂肪类物质，其中 DHA 和 EPA 是脑脂肪的主要成分，它们和脑磷脂、卵磷脂等物质合在一起，被称为"脑黄金"。为了保证胎宝宝的良好发育，孕妈妈一定要补充"脑黄金"。

"脑黄金"的重要作用

"脑黄金"能预防早产，防止胎宝宝发育迟缓，增加婴儿出生时的体重。服用"脑黄金"的孕妈妈比一般孕妈妈的早产率低了 1%，婴儿出生体重平均增加了 100 克。

"脑黄金"是人体大脑及视网膜的重要组成物质，因此摄入足够的"脑黄金"可以促进宝宝大脑细胞的增殖和神经传导、大脑突触的生长及视网膜的发育。

孕妈妈如何补充"脑黄金"

胎宝宝所需的大量"脑黄金"只能从母体中获得，而随着孕期的发展，孕妈妈体内的"脑黄金"含量会逐渐递减，因此孕妈妈需要持续、充足地补充"脑黄金"。

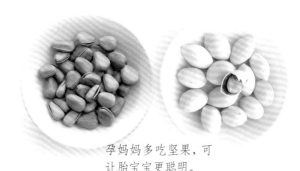

孕妈妈多吃坚果，可让胎宝宝更聪明。

孕妈妈可以选择孕妇奶粉。孕妇奶粉采用科学配方，含有 DHA 等营养成分，能够满足孕妈妈孕期所需的营养，还可以帮助孕妈妈补充其他的微量元素。

孕妈妈还要多吃些富含 DHA 的食物，如核桃、松子、葵花子、杏仁、榛子、花生等坚果类食品，还有海鱼、鱼油等。

完美准爸爸训练营： 坚果虽然是很好的补脑食品，但准爸爸记得要提醒孕妈妈，很多坚果都会引起孕妈妈上火。另外，当孕妈妈吃坚果的时候，别忘了给她倒一杯温开水。

第171天 温馨的胎教时光

我们的宝贝：爸爸很喜欢在你使劲踢打的时候，轻轻抚摸妈妈的肚皮，那是因为他太想把你揽入怀中，给你珍贵美好的父爱。

胎教是通过孕妈妈、准爸爸与胎宝宝多种形式的互动，使胎宝宝受到良好的宫内教育，促使胎宝宝的身心得到健康的生长发育的好方式。

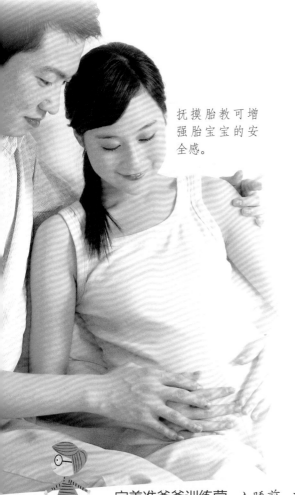

抚摸胎教可增强胎宝宝的安全感。

抚摸胎教

父母可以适当地通过对胎宝宝进行爱抚和拍打，配合声音与胎宝宝沟通信息。这样可以使胎宝宝有安全感，还能激发胎宝宝的运动积极性。

故事胎教

对胎宝宝来说，孕妈妈的说话声和孕妈妈的情绪变化，是要比音乐对其影响更大的，因此，如果孕妈妈可以每天给胎宝宝读故事，这对增进孕妈妈和胎宝宝的情感十分有益。当然，胎教故事也可由准爸爸读给孕妈妈和胎宝宝听，这样不仅能安定孕妈妈的情绪，同时又能增进夫妻感情。

音乐胎教

音乐能使孕妈妈心旷神怡，产生美好的憧憬，并能将美好的音乐信息传递给胎宝宝，使胎宝宝受到感染。这极利于胎宝宝智力的发展和良好性格的养成。因此孕妈妈可以经常为胎宝宝播放一些胎教音乐，例如《宝贝的悄悄话》和《我家的牵牛花》等。

完美准爸爸训练营：入睡前，准爸爸可以和胎宝宝好好互动一下。轻轻抚摸孕妈妈的肚皮，用轻柔的声音为胎宝宝讲一个《小蝌蚪找妈妈》的故事，当然准爸爸也可以自创新意，为胎宝宝讲讲"小蝌蚪找爸爸"的故事。

第 172 天 孕期瑜伽益处多

我们的宝贝：因为皮下脂肪还不够厚，所以你的皮肤还是皱巴巴的，当你生气的时候，会很像一个正在训斥学生的小老先生。

孕期瑜伽和普通瑜伽相比，动作更加温和平静，这对缓和孕妈妈的焦虑情绪很有好处。除此之外，孕妈妈练习瑜伽可以增强体力和骨盆、肌肉张力，增强身体的平衡感，提高整个肌肉组织的柔韧度和灵活度。

练习瑜伽还可以起到按摩身体内部器官的作用，有益于改善睡眠，让孕妈妈健康、舒适，形成积极健康的生活态度。

在整个妊娠过程中，孕妈妈可以练习不同的瑜伽姿势，但必须以个人的需要和舒适度为准。瑜伽的练习因人而异，练习时如有不适感，要及时改变姿势或停止练习。

分娩要消耗大量的体力，因此大多数孕妈妈在分娩来临前会有不安的情绪，这是很正常的现象，而练习瑜伽可以让这个过程变得相对轻松简单，并有助于孕妈妈在产前保持平和的心态。

特别需要提醒孕妈妈的是，孕妈妈刚刚开始孕期瑜伽的练习，一定要在专业的瑜伽师或助产士的指导下进行，千万不要自己跟着电视或图书盲目学习。因为孕期瑜伽和普通的瑜伽不同，而且初次学习的人如果动作不正确，很容易造成肌肉拉伤。

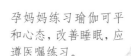

孕妈妈练习瑜伽可平和心态，改善睡眠，应遵医嘱练习。

完美准爸爸训练营：不要总是让孕妈妈单独行动，准爸爸要尽量腾出一些时间，护送孕妈妈去练习瑜伽。因为，你的陪伴会让孕妈妈和胎宝宝的幸福感和安全指数大大提高。

第173天 如何准备宝宝用品

我们的宝贝：目前，你的皮肤是薄薄的，有些透明，像蜻蜓轻灵的翅膀一样。

趁着行动还比较方便，孕妈妈可以开始着手准备胎宝宝出生后需要的生活物品了。

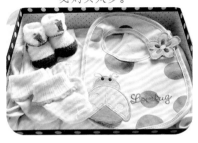

宝宝用品一次不必购买太多。

不必一次置办齐全

不要想在怀孕前把宝宝出生以后很长时间的东西都预备齐了。月子以内需要的物品备齐了就行，如果想从容些，最多备到宝宝3个月用的就足够了。

向过来人取经学习

过来人都有经验，可以向她们取取经，问问她们在做生产准备的时候，什么东西是要多准备的，什么是买了根本没用的，再根据她们的建议购置。

一个品种不买太多

宝宝长得快，小婴儿装很快就穿不上了，小号的奶嘴、纸尿裤也会很快过渡到中号或大号，加上季节更替，一个品种备多了，用不上反而造成浪费。

买打折的品牌商品

一些大的品牌商品，会在一定的时候推出打折的优惠，可以趁此机会采购一些，既能保证质量，又能节省开支。

没必要每件东西都买新的

只穿过几个月的孕妇装，只下过几次水的宝宝装，从同事朋友那儿传过来的这些东西，只要质量好，尽可放心使用，因为这样既安全又可以节省开支。

完美准爸爸训练营：陪孕妈妈一起购置宝宝用品时，千万不要不停地催促在孕婴店流连忘返的孕妈妈。如果准爸爸真的喜欢这些小小的可爱玩意儿，不妨和孕妈妈交流你的看法，你的参与，会让这件事充满温馨和甜蜜。

第 174~175 天 来一次美好的旅行

我们的宝贝：妈妈能感受到你每次的小调皮和入睡后的安静乖巧，在这一点上，爸爸只能羡慕地摸着妈妈的肚皮，渴望你能给他一些回应。

孕妈妈不要总是围绕怀孕这件事担忧太多，适时地放松一下，带着胎宝宝来一次美好的旅行吧！

出发前的准备工作

出发前要征求医生的意见，行程不要安排太紧，一定要留够充分的休息时间。此外，在出发前必须查明到达地区的天气、交通、医院等情况，这样有突发状况时可以及时就医。

全程要有人陪同

孕妈妈不宜一人独自出门，如果与一大群陌生人做伴也是不合适的，最好是由准爸爸、家人或好友等熟悉你的人陪伴前往。这样不但会使旅程愉快，当你觉得累或不舒服的时候，也可以得到体贴的照顾。

饮食要注意卫生

避免吃生冷、不干净或没吃过的食物，以免造成消化不良、腹泻等突发状况；奶制品、海鲜等食物容易变质，若不能确定是否新鲜，最好不要吃；多喝开水，多吃水果，可防脱水和便秘。

运动量不要太大或太刺激

运动量太大容易造成孕妈妈的体力不堪负荷，因而导致流产、早产及破水。太刺激或危险性高的活动也不可参与，例如：过山车、自由落体、高空弹跳等。

旅途中随时注意身体状况

旅途中，若感觉疲劳要及时休息；若有任何身体不适，如下体出血、腹痛、腹胀、破水等，应立即就医。

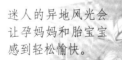

迷人的异地风光会让孕妈妈和胎宝宝感到轻松愉快。

完美准爸爸训练营：如果孕妈妈想要去旅行，准爸爸一定要避开出游高峰期，选择一些风景秀美、游人稀少的地方，以免熙熙攘攘的人群破坏你们的兴致，影响孕妈妈和胎宝宝的安全。

第176天 尿频怎么办

我们的宝贝：在这个阶段，你脂肪的堆积速度变慢，皮肤依然薄如蝉翼，透过皮肤，能清晰地看见你如小树般苗壮的骨骼和像小河般纵横的血管。

多数孕妈妈都会被尿频困扰，不管是白天还是夜晚，三番五次地上厕所，不仅非常尴尬，也严重影响了孕妈妈的睡眠质量。

尿频的原因

尿频大多数是由于增大的子宫压迫到膀胱，让孕妈妈总有"尿意"。另外，还因心理因素、刺激性饮食或某些器官的病变所导致，比如情绪紧张或尿道炎等。

对策

生理性的尿频，孕妈妈千万不要憋着，有尿意就要及时排出，因为长期的憋尿可能会引发膀胱炎，使尿频症状更加严重。另外，孕妈妈要注意睡觉前少喝水，以减少半夜如厕的次数，提高睡眠质量。

情绪不稳定、压力过大也会引起尿频，所以孕妈妈要学会自我放松，多听一些节奏舒缓的音乐，与其他孕妈妈或已经成为妈妈的人聊聊天，释放压力，保持愉快的心情。

除了调适心理上的压力外，孕妈妈最好也要注意避免刺激性饮食，此外过多使用化学药物、发炎、过敏等情况，也会增加心理的不适，加重尿频。

对病变引起的尿频，孕妈妈要引起重视，如发现自己分泌物增多、尿频并有排尿疼痛等症状时，孕妈妈必须要到医院检查，以确认是否有其他感染同时存在，比如念珠菌阴道炎等。

听一些舒缓的音乐，可缓解压力，减少孕期尿频。

完美准爸爸训练营：入睡前，准爸爸和孕妈妈可以躺下来，关掉卧室的灯，拉开窗帘，让月光笼罩你们的温馨小屋。在这样浪漫静谧的环境里，准爸爸和孕妈妈可以好好聊聊天。相信，美丽的心情可以让她睡得更踏实。

第 **177** 天 去上分娩课

我们的宝贝：你的小心脏跳动的声音越来越大，爸爸经常会把耳朵贴在妈妈的肚皮上，仔细聆听你的心跳声。

上分娩课不仅可以让孕妈妈提前了解分娩的相关知识，而且也是与其他孕妈妈交流的好时机。在这里，孕妈妈会发现自己所担心的问题，其他孕妈妈也一样需要面对，这有助于消除孕妈妈的焦虑感。

去哪里上分娩课

一般社区的医院或妇幼保健院都有这种分娩课程，你也可以在网上查找一下本地区有哪些母婴中心有这种课程，或者让那些生过宝宝的妈妈为你推荐一个。

何时可以开始上分娩课

怀孕一两个月就可以上了，但大部分孕妈妈都是在怀孕六七个月时才开始上，因为这时临近生产，印象会更加深刻。正规的分娩课都有固定的课程安排，一般会上 6~12 周，每周上 1~2 节课，正好可以在你分娩前一周左右学完全部课程。

分娩课包括哪些内容

一般的分娩课程包括孕产课和育儿课。

孕产课包括：怀孕期间孕妈妈的身体变化、胎宝宝的变化；怀孕期间的营养；孕妇体操；孕期的安全问题；孕期的不适及对策；产前检查项目和内容；胎教的各种方法；微量元素测查；分娩的过程；应付阵痛的方法；产后注意事项，包括坐月子和锻炼。

育儿课程包括：母乳喂养方法；新生儿日常护理，洗澡、换尿布等的方法；新生儿常见病的预防和护理；新生儿意外情况应对；新生儿用品的选择；婴儿抚触方法。

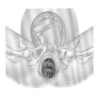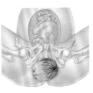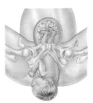

自然分娩的过程示意

完美准爸爸训练营：准爸爸不要把上分娩课看作是孕妈妈的事情，认真学习，仔细记笔记，将来宝宝出生后，你会发现很多知识是非常实用的。

第178天 给宝宝取名字

我们的宝贝：你的手指甲和脚趾甲慢慢长长，像一枚小小的贝壳扣在指端。它像蚌、蛤蜊的壳一样具有很好的保护作用。

一个好名字会给人带来意想不到的好处，一个坏名字也可能会让人郁闷良久。究竟应该从哪些方面着手来为胎宝宝起一个好名字呢，让我们一起来总结一下。

保存爱情

从爸爸妈妈的名字里各取一个汉字组合成宝宝的名字，或选取爸爸妈妈最具纪念意义和相互默契的文字来命名，用宝宝的名字见证爱的甜蜜。

美好寓意

爸爸妈妈希望宝宝要健康，要品德好，要快乐，要优秀……查看字典，你会发现怿（快乐）、嘉（优秀）等很多字词都能表达你的美好意愿。

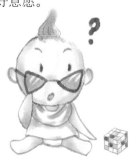

延续家谱

家谱是中国特有的文化遗产，很多家谱在立谱时，便确定了家族世系命名的辈分序列。不妨考虑宝宝在家谱中的辈分用字，再以这个固定用字展开取名。

性别取名

男孩用名可刚毅一些，比方说"毅、杰、鹏"等；女孩用名可温婉可人一些，比方说"悦、璐"等。也可选择一些中性字，如"晖、烨"等，通俗大气，男女通用。

虽然给胎宝宝取名字是准爸爸和孕妈妈的特殊权利，但是准爸爸和孕妈妈也不要太过随心所欲。名字是胎宝宝一生的印记，胎宝宝出生后办理各种证件都需要登记名字。如果名字过于大众化则会模糊宝宝的个性，但是过于生僻的字词则会为胎宝宝办理证件等带来麻烦。

完美准爸爸训练营：给宝宝取名字是一件特别重要的事情，准爸爸可千万不要偷懒，好好做做功课，多准备一些好听又富含寓意的名字，以备你和孕妈妈一起挑选吧。

第 179 天 值得纪念的特殊日子

我们的宝贝：之前你的鼻孔是被一层薄薄的皮肤粘连着的，但是随着鼻骨的成长，那层薄薄的皮肤就会破裂，你的鼻孔就会完全打开。

"这一世，转山不为轮回，只为途中与你相见。"在对的时间，对的地点，两个合适的人相识、相爱、相守是一件多么奇妙而难得的事情。还记得那些只属于你俩的特殊日子吗，不要让生活总是平平淡淡，偶尔来点浪漫的小插曲，生活会甜蜜不少。

相识日

还记得你们初次见面的日子吗？她的美丽、羞涩是不是依然令你怦然心动，他的帅气、仗义、睿智和幽默是不是依然令你芳心暗许。那些青涩纯真的青春悸动，是记忆中最美好的一刻。在相识纪念日里，准爸爸和孕妈妈如果可以回到当初相识的地方，挽着手散散步，一起回忆初次见面时的情境，会是一件很温暖和浪漫的事情。

定情日

定情日一样是很重要的日子。回想当初经历了怎样的辗转反侧才下定决心跟心爱的他（她）表露真情，可对拒绝的恐惧又是几次三番的让你落荒而逃。当真的得

到心上人的认可，可以羞涩又甜蜜地牵着他（她）的手一起散步的时候，"幸福"这个词真的太过苍白。在这一天里，准爸爸和孕妈妈一定要拥抱对方，看着他（她）的眼睛说一声："你依然是我心中的挚爱。"

结婚纪念日

女人最幸福的事就是穿着美丽的婚纱等待新郎，男人最幸福的事则是心爱的她精心装扮，身穿婚纱，却只为等待他的到来。结婚纪念日，相信准爸爸和孕妈妈一定不会忘记，这一天，无论怎样奢侈、浪漫的庆祝都不为过。

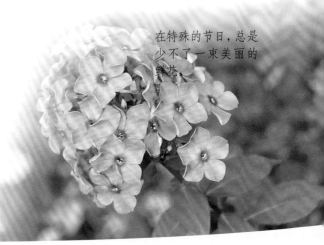

在特殊的节日，总是少不了一束美丽的鲜花。

完美准爸爸训练营：在定情纪念日这一天，把你们保存的关于爱情的纪念品（情书、定情信物、合影、电影票、火车票）都统统拿出来，准爸爸温柔地拥着孕妈妈，一起回忆这些东西的来历，是一件特别幸福的事情。

第180天 如何选购贴身衣物

我们的宝贝：你的肺部血管开始发育，它们像无数条快乐的传送带，不停地为你的身体输送新鲜的氧气。

进入孕中后期了，孕妈妈的肚子一天天见大，以前的贴身衣物几乎都不能穿了，选一个阳光灿烂、微风煦暖的午后，去逛逛街，选几件合身又舒服的贴身衣物吧。

内衣

无钢圈胸罩或运动型胸罩较舒适。最好选择支撑力较强的胸罩，以免在孕期胸部变大后会自然下垂。

选购原则：选择纯棉材质的面料，会让乳房更舒服。

建议选购数量：4~5件。

内裤

孕妇内裤的布料为棉质，可吸汗，较舒适；可依腹围、臀围的大小变化来挑选；款式分为高腰、低腰两种；底部多了一层棉布，较透气且可吸收阴道分泌物。

选购原则：依腹围大小来选择，孕妇内裤需依怀孕时期肚围大小的改变来选购；也可购买纽扣式的内裤，即可适用于整个怀孕期。

建议选购数量：4~5条。

托腹裤

托腹裤是将托腹带的设计加在内裤上，同时具有托腹和内裤的功能，有些还具有调节功能，可以预防并减轻腰酸背痛。

选购原则：亲自试穿，选择让自己舒服的托腹裤。

建议选购数量：以2~3件为宜。

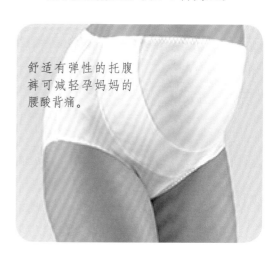

舒适有弹性的托腹裤可减轻孕妈妈的腰酸背痛。

完美准爸爸训练营：如果准爸爸陪着孕妈妈一起去逛街购买衣物，记住一定随身携带水杯和柔软的坐垫，以免孕妈妈口渴或疲劳需要坐下休息。

我们的宝贝：这个月，你的脊柱开始形成，它由 33 块环状骨和 150 个关节组成，伸直的时候像一根结实的铁棍可以支撑你的身体，而弯曲的时候则可以让你变得更灵活。

既然选择继续工作，那么就保持你的工作状态吧。正常出勤，圆满完成工作任务。工作的时候不要浏览育儿网站，开会时尽量少去洗手间，不要不停地抱怨自己有多累，要知道你这样的状态会让自己和周围的一切显得格格不入。

不要失态

在工作中吃东西弄得声响很大，时常在座位上用镜子照妊娠斑，觉得发痒而常常挠挠肚子，微闭着眼睛想象未来宝宝的模样……不要忘记，这样的举措不适合出现在办公室内。

减少和工作无关的电话

感觉情绪有波动，可能最想做的事情就是马上打电话和丈夫倾诉。你在工作岗位上谈论这些有感而发的话题，无疑会打扰周围同事的工作。

不要总拿怀孕做借口

大家都知道孕妈妈的身体会有很多不适，但千万不要把这当作你不能完成工作任务的理由。以此为借口请太多假或者推脱应做的工作，对你的职场形象可不太好。

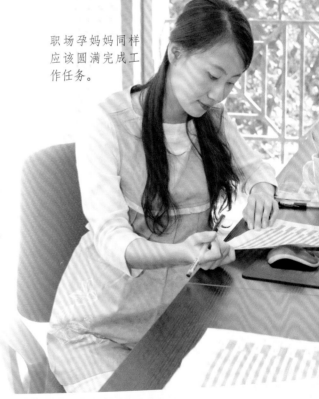

职场孕妈妈同样应该圆满完成工作任务。

完美准爸爸训练营：如果孕妈妈和你的父母住在一起，准爸爸一定要协调好他们之间的关系，不要让家庭矛盾影响孕妈妈的工作。否则，家庭、工作和身体不适的种种压力很容易让孕妈妈患上孕期抑郁症。

第183天 职场孕妈的生活宝典

我们的宝贝：你的鼻孔已经张开。像小鱼学习吐泡泡，小鸭子学习游泳一样，你正在练习如何呼吸。

身处职场的孕妈妈要学会自我保护，避免自己和胎宝宝受到伤害。

挑三拣四工作餐

慎吃油炸食物：工作餐中的油炸类食物，在制作过程中使用的食用油可能是已经用过若干次的回锅油。这种反复沸腾过的油中有很多有害物质，因此，最好不要食用工作餐里的油炸食物。

拒绝味重食物：应少吃太咸的食物，以防止体内水钠潴留，引起血压上升或双足水肿。其他辛辣、调味重的食物也应该明智地拒绝。

当心流产和早产

职业女性每天都要按时上下班，还要面对繁重的工作。因此，要特别注意，哪怕是出现轻微的出血症状，也应立即到医院接受检查。

妊娠后期腹部增大，上下班路上必须更加注意安全。避免腹部受到外界撞击或挤压，否则有可能导致早产。

注意办公安全

椅子：不要用带着滑轮的转椅，以免失去平衡而跌倒。

电脑：孕早期远离电脑。怀孕后，使用电脑要适时适度，经常起身活动以缓解眼疲劳，有条件的可穿戴防辐射孕妇装。

复印机：尽量不要使用复印机，需要使用时最好请身边同事帮助。

定时换气：每隔两三个小时到户外去呼吸一下新鲜空气。

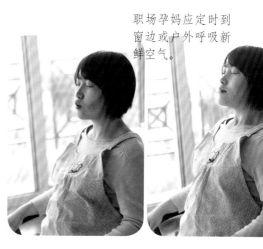

职场孕妈应定时到窗边或户外呼吸新鲜空气。

完美准爸爸训练营：其实，现在对孕妈妈来说挤公交车已经是一件非常劳累和危险的事情，如果条件允许，准爸爸最好能开车送孕妈妈上下班。

第184天 美丽孕妈自制水果面膜

我们的宝贝：随后两天，你肺部的气囊就开始发育了。当你像小鸭子一样学习游泳的时候，你就会发现它是你的小小救生圈，可以帮你浮出水面。

美丽是女人一生的事业。孕妈妈可以在闲暇的午后或晚上入睡前，自制一些水果面膜。想象自己惬意地窝在躺椅或沙发上，听着优美动人的《蓝色多瑙河》，敷着自制的飘着清甜香味的水果面膜，心情是不是也会放松很多？

猕猴桃面膜

猕猴桃含有丰富的矿物质和维生素C，具有很好的美白保湿效果。

做法：先将猕猴桃的果皮剥除，然后将其放进干净的容器中捣烂成泥。然后在猕猴桃果泥中加入海藻粉或褐藻酸，搅拌均匀即可。

用法：将调制好的果泥均匀地涂抹在脸部，不要遗漏眼角和嘴角部位。15~20分钟后，即可用清水冲洗干净。

苹果面膜

苹果含有丰富的矿物质、蛋白质和维生素，对促进血液循环很有好处。如果孕妈妈坚持使用苹果面膜，很快就会让皮肤变得更加透亮和富有弹性。

做法：将苹果去皮去核，仅留果肉备用。将果肉研碎成糊状，加入蛋清或蜂蜜搅拌均匀即可。

用法：将调制好的果泥均匀地涂抹在脸部，20分钟后，即可用清水冲洗干净。

当然孕妈妈还可以根据自己的皮肤特性，自制香蕉牛奶面膜、黄瓜面膜、玫瑰蜂蜜面膜、绿茶面膜等。

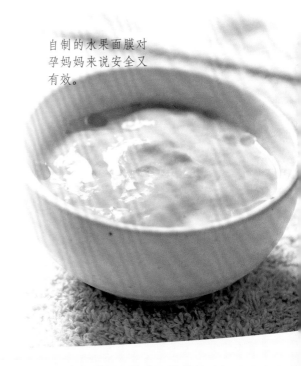

自制的水果面膜对孕妈妈来说安全又有效。

完美准爸爸训练营： 当孕妈妈心情烦躁或者低落的时候，准爸爸制作一些水果面膜送到孕妈妈的面前，相信孕妈妈的心情会马上阴转晴，并送给你一个阳光般温暖的笑容。

第185天 科学看待孕期用药

我们的宝贝：这周，你的肺部开始分泌一种活化剂。就像是在湿漉漉的身体上涂爽身粉一样，活化剂可以防止肺部组织粘连。

大多数孕妈妈会因为担心自己生病而感到焦虑，这是因为大家都知道药物有很多副作用，严重的可能会导致宝宝畸形。所以很多孕妈妈生病后都选择硬扛，其实这是非常不明智的。

很多自限性疾病，比如感冒，可能孕妈妈并不需要吃药，过六七天就可以痊愈。但是如果是非自限性疾病，得不到及时的治疗，恐怕只会造成更严重的后果，对孕妈妈和胎宝宝都十分不利。

孕妈妈用药必须遵循医嘱，不可擅自随意用药。

因此，孕妈妈如果得了感染性疾病，也完全不必紧张。因为这个时候胎宝宝的各个器官基本已经发育健全，孕妈妈如果选择合适的抗生素，就不会对胎宝宝造成伤害。相反，如果孕妈妈拒绝服用药物，则很可能会将病毒传染给胎宝宝。事实证明，早产儿中约有一半是因母体感染病毒而造成的。

当然，孕妈妈用药必须遵循医嘱，不可擅自随意用药。但是究竟哪些药物比较安全，哪些药物会对胎宝宝有害，孕妈妈和准爸爸可以提前了解一下。

较安全的抗生素包括青霉素类(青霉素、氨苄西林、阿莫西林、美洛西林等)和头孢菌素类(头孢氨苄、头孢唑啉、头孢拉定等)。另外大环内酯类药物(红霉素、罗红霉素、白霉素等)也相对安全。

完美准爸爸训练营： 如果孕妈妈身体不适，准爸爸记得要及时带她到医院查明病因，不要耽搁太久而造成不可挽回的结果。

第 **186** 天 妊娠高血压综合征

我们的宝贝：你的大脑脑波开始对视觉和听觉系统产生反应，这也是以后的你看见流星会雀跃，听见欢快的音乐会舞动的原因。

妊娠高血压综合征对孕妈妈和胎宝宝都十分不利，因此孕妈妈一定要按时做产检，注意预防该疾病的发生。

对孕妈妈和胎宝宝的影响

对母体的影响：妊娠高血压疾病易引起胎盘早期剥离、心力衰竭、凝血功能障碍及产后血液循环障碍等。

对胎宝宝的影响：子痫前期是早产、宫内胎宝宝停育、新生儿窒息的主要原因。

易患妊娠高血压疾病的人群

初产妇。

体形矮胖者。

患有原发性高血压、慢性肾炎、糖尿病合并妊娠者。

双胎、羊水过多的孕妈妈。

有家族史的孕妈妈。

预防方法

注意休息：正常的作息、足够的睡眠、保持心情愉快对于预防妊娠高血压有重要作用。

注意血压和体重：可每日测量血压并做记录，如有不正常情况，应及时就医。

均衡营养：勿吃太咸、太油腻的食物；多吃新鲜蔬菜和水果，适量进食鱼、蛋、奶等高蛋白、高钾及低钠食物。

坚持体育锻炼：散步、孕妇操、简单的瑜伽等运动可使全身肌肉放松，促进血压下降。

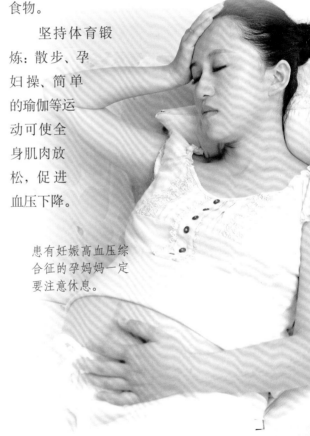

患有妊娠高血压综合征的孕妈妈一定要注意休息。

完美准爸爸训练营：如果孕妈妈有高血压家族史，准爸爸不妨在家里准备一个电子血压计，以方便孕妈妈测量。

第187天 新生儿常见疾病先了解

我们的宝贝：现在的你依然像个皱巴巴的小老头，所以妈妈要适当地吃一些脂肪，以促进你皮下脂肪的堆积。

宝宝成长过程中难免会出现一些头疼脑热的状况。这里列出一些0~1岁宝宝比较常见易发的疾病，可以让孕妈妈提前认识和了解一下。

感冒

宝宝感冒轻重程度差异很大，轻者只是流清鼻涕、鼻塞、打喷嚏，重者伴有发热、咽痛、扁桃体发炎以及淋巴结肿大。宝宝感冒后要多喝温开水，必要时需要就医。

咳嗽

咳嗽是宝宝常见症状之一，当宝宝患上感冒、咽炎、肺炎、百日咳等疾病时，都会咳嗽。咳嗽如果伴随发热和流鼻涕，则是感冒的症状。如果感冒过后继续咳嗽，则要诊断是否是支气管炎。如果晚上咳嗽得厉害，有可能是喘息性支气管炎。咳嗽时不发热，但呼吸困难，则要警惕是否是哮喘。

腹泻

宝宝腹泻的主要原因是轮状病毒和肠病毒的感染。如果只是大便稀，大便次数和大便量不太多，没有发热、呕吐等症状，可以在家观察。但是，如果有发热、呕吐、持续水样便、便中带血等症状，则需马上就医治疗。

发热

发热本身不是疾病，而是疾病的外在表现症状。所以宝宝发热后，切不可盲目让其服用退热药，这会减弱宝宝的免疫能力。如果宝宝的体温在38℃以下，最好采用物理降温。如果宝宝持续高热，精神萎靡，食欲减退，则需要及时到医院检查。

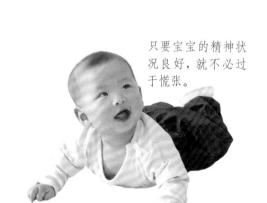

只要宝宝的精神状况良好，就不必过于慌张。

完美准爸爸训练营： 如果孕妈妈比较粗心，那么准爸爸一定要细心一些，认真学习一些必要的育儿知识和宝宝疾病护理知识，以免以后出现突发情况而手忙脚乱，不知所措。

我们的宝贝：这个时候，你的生命力已经非常强大了，即使此时你提前降生，经过悉心的护理，也可以存活。

怀孕后盆腔血液回流到下腔静脉的血流量增加，增大的子宫压迫下腔静脉而影响血液回流，致使出现下肢及外阴静脉曲张。轻度静脉曲张不会引起任何症状，当其加重时，会出现沉重感和疲劳感。

下列 6 个方法能减少下肢的压力，不但可以减轻静脉曲张的症状，也可以避免静脉曲张的产生。

1. 每天适度温和地运动：在家附近或公园散散步可以帮助血液循环。

2. 保持体重：控制在医生建议的体重范围之内。

3. 休息时将双腿抬高：帮助血液回流至心脏。

4. 避免长期采取坐姿、站姿或双腿交叉压迫：长期站立或压迫双腿易造成腿部静脉充血，使血液回流困难；建议睡觉时脚部垫个枕头。

5. 睡觉时尽量左侧躺：因为躺左侧可以避免压迫到腹部下腔静脉，减少双腿静脉的压力，建议可以利用枕头靠着。

6. 穿医疗弹性袜：在每天晨起穿好弹性袜再下床，这样可以避免过多的血液堆积在双腿。这种医疗级弹性袜可以在医疗器材商店买到。刚开始可以试着穿强度20~30 毫米汞柱的弹性袜，适应之后可以穿效果较佳的 30~40 毫米汞柱弹性袜。

虽然静脉曲张在生产后多半会获得缓解，但是在下次怀孕时又会再度复发，而且越来越明显，导致中年时期的严重静脉曲张症，因此平时的保健、穿着医疗弹性袜相当重要。

孕妈妈采取左侧卧睡姿，可缓解静脉曲张。

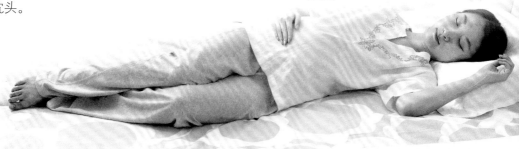

完美准爸爸训练营：关于医疗弹性袜的品牌、质量和效果，准爸爸可以咨询一些生过宝宝的妈妈，并把这些资讯信息记录下来，以便为孕妈妈提供参考。

第190天 预防妊娠糖尿病

我们的宝贝：随着你的成长，包裹你的羊膜囊也在变大。羊膜囊是一个密闭的水泡，你就像生活在里面的小蝌蚪。

虽然妊娠期糖尿病大多可在孕妈妈产后自行恢复，但是由于其可能导致胚胎发育异常、增加孕妈妈的感染概率、加大孕妈妈酮症酸中毒的风险，所以孕妈妈一定要提前预防妊娠糖尿病。

注意餐次分配

为维持血糖值平稳及避免酮血症的发生，餐次的分配非常重要。因为一次进食大量食物会造成血糖值快速上升，且母体空腹太久时，容易产生酮体，所以建议少食多餐，将每天应摄取的食物分成5~6餐。特别要避免晚餐与隔天早餐的时间相距过长，睡前要吃点点心。

尽量多吃粗食

不要误以为不吃淀粉类可控制血糖或体重而不吃主食。主食尽量选择粗食，可更有利于血糖的控制。

注重蛋白质摄取

如果在孕前已摄取足够营养，则孕早期不需增加蛋白质摄取量，孕中、晚期每天需适度增加含蛋白质食物的摄取，如：蛋、牛奶、深红色肉类、鱼类及豆浆、豆腐等豆制品。

多摄取膳食纤维

在可摄取的分量范围内，多摄取高膳食纤维食物，如以糙米取代白米饭，增加蔬菜的摄取量，吃新鲜水果，不喝果汁等。这样可延缓血糖升高，帮助控制血糖含量。但千万不可无限量地吃水果。

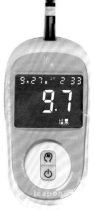

患有妊娠糖尿病的孕妈妈可自备一个电子血糖测量仪。

完美准爸爸训练营：如果孕妈妈患有妊娠糖尿病，准爸爸记住要买一个电子血糖测量仪，以便孕妈妈每天测量和控制血糖值。

第 191 天 孕期遭遇痔疮

我们的宝贝：如果你是一个小王子，在接下来的日子里，睾丸会完全降到阴囊里。

妊娠期间，特别是进入孕后期，由于孕激素的影响，胃肠道蠕动减少，大便在结肠停留时间延长，水分被吸收，致使大便干燥，常有便秘出现；又由于腹内压力的增加，增大的子宫对下腔静脉的压迫，影响下腔静脉及盆静脉回流，常有痔疮出现，或是原有的痔疮症状加重。怀孕妈妈发生痔疮的症状时，必须根据其症状的严重程度及怀孕的时期选择适当的治疗方法，原则上仍以保守疗法为主，确需进行手术者，也应尽量在怀孕中期以适当的方法给予手术治疗，这样不但手术后的并发症少，还有良好的治疗效果。

预防和缓解

多喝水。

多食含膳食纤维多的蔬菜，如芹菜、韭菜等，要粗细搭配，合理膳食。

养成定时排便的良好习惯，预防便秘，才能预防痔疮的发生。

温水坐浴及软膏栓剂治疗为主。使用软膏栓剂时，必须注意用药安全，一些含有类固醇和麝香的药物应尽量避免使用。

每天休息时抬高双腿至少 1 小时。

睡觉时双腿抬高，膝盖微屈。

洗温水浴（水温不宜过热）。

在痔疮部位冰敷或者敷上药棉。

不要长时间地坐着或者站着。

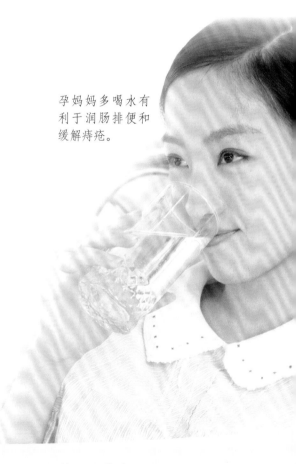

孕妈妈多喝水有利于润肠排便和缓解痔疮。

完美准爸爸训练营：如果孕妈妈患有痔疮，准爸爸可以榨一些芹菜汁让孕妈妈饮用。另外，这段时间尽量减少肉类食物吧，以免孕妈妈患上便秘而使痔疮加重。

第192天 胎宝宝天生的学习能力

我们的宝贝：你身体的各个器官都在继续发育，现在你的身体几乎有一个哈密瓜那么大。

不要以为胎宝宝只是一个简单的小吃货，其实他具备很多你不知道的能力。

胎宝宝的语言能力

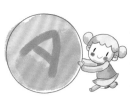

美国"胎儿大学"的一个胎宝宝在妈妈肚子里经过语言学习后，出生后仅仅9周竟能说"Hello"。可见，小生命在胎儿期就已经具备了语言学习能力，孕妈妈应抓住时机对胎宝宝进行适度的语言训练。

胎宝宝的味觉能力

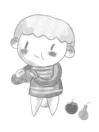

科学家们做了一个有趣的实验，他们让一些孕妈妈在怀孕的最后3个月，定时服用胡萝卜汁，另外一些孕妈妈分娩后服用。结果发现在孕妈妈肚子里"接触"过胡萝卜汁的宝宝，不仅能顺利接受这种食物，并且表现出喜欢的倾向；但没有"接触"过胡萝卜汁的宝宝，显然对这种食物不太喜欢。可见，胎宝宝在子宫内就能品尝食物的味道了。

胎宝宝的听觉能力

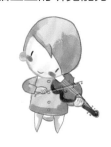

胎宝宝不仅能分辨声音，而且会对熟悉的声音做出反应。每当孕妈妈跟胎宝宝说话的时候，胎宝宝都会用胎动来回应。而且听到悠扬的音乐，胎宝宝会陶醉地聆听。如果听到强烈的噪声，胎宝宝则会拳打脚踢表示抗议。

胎宝宝的记忆能力

加拿大交响乐指挥家博利顿·布罗特曾说："在我年轻时，我就发觉自己有异常的天分，初次登台就可以不看乐谱指挥，而且准确无误。"后来他才发现，原来他初次指挥的那支曲子就是他还是胎宝宝时，他母亲经常弹奏的曲子。

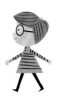

完美准爸爸训练营：准爸爸一定也想早些和胎宝宝熟悉起来，如果准爸爸能每天给胎宝宝讲一个睡前故事或是唱一首儿歌，相信不仅胎宝宝会非常高兴，而且其乐融融的温馨氛围也会让准爸爸和孕妈妈情感更加深厚。

第 193 天 睡床软硬要合适

我们的宝贝：由于大脑发育得不错，你已经可以很快回应妈妈和爸爸的声音或抚摸了。

孕妈妈的身体越来越笨重，所以越来越贪恋柔软、舒适的席梦思床，但为了胎宝宝和自己的健康，孕妈妈最好还是选用软硬度合适的床吧。

软床会加大活动时的阻力

正常人在入睡后姿势是经常变动的，一夜辗转反侧可达二十多次，这样有助于大脑皮质抑制的扩散，提高睡眠效果。然而，当孕妈妈睡在太软的弹簧床上时，身体的下压力会立即受到弹簧的反弹力，左右活动都有一定阻力，起床或翻身就要花费更多的力气，严重时可发生耻骨联合分离，导致骨盆损伤。

软床会加大脊柱的承重

孕妈妈的脊柱前曲度更大，睡软床会对腰椎产生严重影响。仰卧时，其脊柱呈弧形，使已经前曲的腰椎小关节摩擦增加；侧卧时，脊柱也向侧面弯曲。长此下去，脊柱骨可能发生错位，压迫神经，增加腰肌的负担。

如何选择软硬适度的床垫

先坐在床垫边，站起来后，若发现床垫刚坐的位置出现下陷，即表示床垫太软。也可以让准爸爸平躺在床上，尝试将手掌插入腰和床垫的缝隙，若手能轻易在缝隙中穿插，即表示床太硬；若手掌紧贴缝隙，即表示软硬适中。

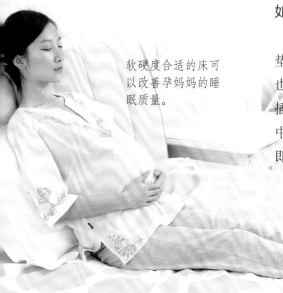

软硬度合适的床可以改善孕妈妈的睡眠质量。

完美准爸爸训练营：一张软硬适度的床垫，可以让孕妈妈和准爸爸感觉更舒服，睡眠质量更高。因此，准爸爸一定要亲自陪孕妈妈选择一张你们共同喜欢的床垫。

第194天 吃点零食补充营养

我们的宝贝：小脑发育不断完善，你的平衡能力进一步提高。在温暖的羊水中，你在尝试行走和游泳。

孕妈妈可能会经常产生饥饿感，为了及时补充能量，多准备一些健康美味的小零食吧！

小零食的大好处

多数零食"耐嚼"，能起到健齿作用，既锻炼了牙齿，又有健脑作用。

吃零食能调节情绪。零食可以使人的精神进入最佳状态。美国耶鲁大学的心理学家发现，吃零食能够缓解紧张情绪，消减内心冲突。在手拿零食时，零食会通过手的接触和视觉，将一种美好松弛的感受传递到大脑中枢，产生一种难以替代的慰藉感，有利于减轻内心的焦虑和紧张。

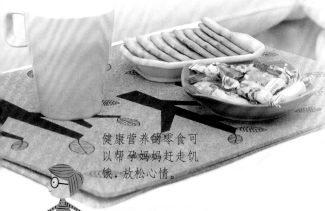

健康营养的零食可以帮孕妈妈赶走饥饿，放松心情。

选购零食先看成分表

零食包装袋反面是购买前首先应该阅读的。对健康的零食而言，低糖、低脂肪、低热量、低胆固醇、不含食品添加剂（如人工色素、防腐剂、味精等）是其必备的条件。

哪些零食不宜吃

各种含糖高的零食包括冷饮、糖果等，其主要成分是水和糖，多吃影响食欲，且冷的刺激可使肠管痉挛引起腹痛。

油炸食品含热量高，不易消化，如炸鸡腿、炸糕等。

膨化食品如雪饼、虾条等，主要是由淀粉、糖类和膨化剂制成，蛋白质含量很少，多吃可致肥胖。

果冻主要是增稠剂、甜味剂、人工合成香料等，营养成分很少。

含咖啡因的饮料和食品，多吃会导致孕妈妈出现恶心、呕吐、头痛、心跳加快等症状。同时咖啡因还会通过胎盘进入胎儿体内，影响胎宝宝发育。

完美准爸爸训练营：含矿物质和营养素丰富的水果是孕妈妈最理想的零食，准爸爸可以根据孕妈妈的喜好多准备一些水果。

第 195~196 天 享受按摩

我们的宝贝：你的身体越来越大，当你翻身的时候，妈妈的肚皮上会鼓起波浪状的大包，感觉好像有一条大鱼在妈妈的肚子里游来游去。

孕妈妈的身体总是会出现这样那样的不适，通过简单的按摩可以很好地缓解这些情况。

头部按摩

效果：缓解头痛，松弛神经。

手法：按从头顶到脑后的顺序按摩头部。用双手轻轻按摩头顶和脑后 3~5 次，用手掌轻按太阳穴 3~5 次。

胸部按摩

效果：促进乳腺分泌，预防产后乳疮(孕晚期要停止，避免刺激乳房进而发生早产)。

手法：从腋下以乳晕为中心，向中央聚拢胸部，反复 6 次以上。

腿部按摩

效果：促进血液循环，消除水肿。

手法：把双手放在大腿的内外侧，一边按压一边从臀部向脚踝处进行按摩；将手掌紧贴在小腿上，从跟腱起沿着小腿后侧按摩，直到膝盖以上 10 厘米处。

背部按摩

效果：缓解背部酸痛和颈椎疲劳。

手法：沿着脊柱两侧，利用拇指按压的方式，由上往下按摩。接下来，沿着骨盆上缘按摩下背部两侧。最后按摩肩膀，揉捏颈部和肩膀肌肉，然后往下按摩脊柱，并横向按摩她的下背部。

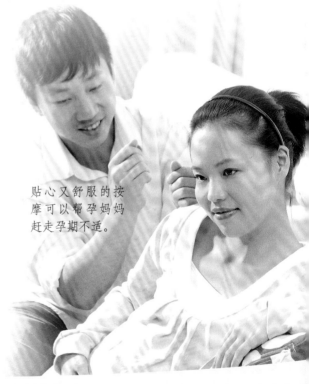

贴心又舒服的按摩可以帮孕妈妈赶走孕期不适。

完美准爸爸训练营：按摩本身也是一件可以促进夫妻感情的事情。一般准爸爸下班后会感觉非常疲乏，不妨先让孕妈妈帮你捶捶肩膀，揉揉头部，待稍微舒服一些后，准爸爸也要帮助孕妈妈按摩酸疼的肩膀和腰背。

孕8月 将美进行到底

在凛冽的冰雪中，蜡梅吐蕊，迎风盛开；在寂静的黑夜里，昙花一现，暗吐幽香。即使是一朵名不见经传的狗尾巴草，也不忘在每一个春天，绽露新绿，随风起舞。大自然的美丽使者，从来没有停止轻快的脚步。

已经进入孕晚期了，各种身体不适可能又会出现。妊娠纹、妊娠斑的侵扰让孕妈妈不免心烦气躁。但是如果因此，孕妈妈就放弃女人的美丽事业，任由时光作祟，容颜凋零，那将对胎宝宝和自己造成很不利的影响。试想一个邋遢的女人，怎么会拥有美好精致的生活呢？一个慵懒的妈妈怎能培养出聪明可爱的宝宝呢？一个粗糙的妻子怎么能让丈夫疼爱有加呢？所以，爱美的孕妈妈，赶紧振作精神，打响你的美丽保卫战吧！

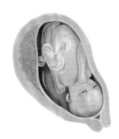 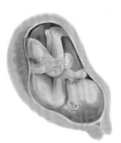 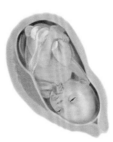 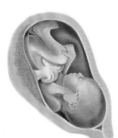

第 29 周　　　　第 30 周　　　　第 31 周　　　　第 32 周

第 197 天 第8个月的产前检查

我们的宝贝：你这个小调皮已经有自己的情绪了，当爸爸妈妈长时间忽视你的时候，你会拳打脚踢地表示抗议。

此月的产前检查，孕妈妈可能会做的项目

- ☐ 检查子宫大小与高度
- ☐ 检查静脉曲张、水肿等项目
- ☐ 检查体重与血压
- ☐ 验尿
- ☐ 如有必要，检查血色素及血细胞比容
- ☐ 检查你的饮食习惯，必要时与医生讨论你的体重情况
- ☐ 听胎宝宝的心跳
- ☐ 必要时，可通过超声波看看胎宝宝
- ☐ 与医生讨论你的感觉和关心的问题

读懂你的产检报告

正常情况下，尿常规检查报告单中蛋白、葡萄糖及酮体、白细胞均为阴性。

如果蛋白阳性，提示患有妊娠期高血压、肾脏疾病等。

如果酮体阳性，提示孕妈妈可能患有妊娠糖尿病或因妊娠反应而出现子痫、消化吸收障碍等。

完美准爸爸训练营：产检前准爸爸最好帮孕妈妈提前预约，如果忘了预约，准爸爸要陪同孕妈妈一起去产检，因为孕妈妈可能要排很长时间的队，会感到很累。如果有准爸爸的陪同，孕妈妈就可以坐下休息，由准爸爸来代劳排队。

第198天 孕妈妈的护肤宝典

我们的宝贝：因为你在不断地长大，妈妈肚子里的"小房子"已经被你占满了，所以现在你活动起来有些困难。

美丽是一种态度。相信热爱生活的孕妈妈一定会细心呵护自己，保养好自己的柔嫩肌肤，快来一起分享一下孕妈妈们的护肤宝典吧！

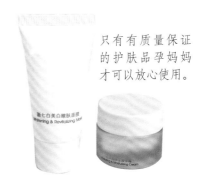

只有有质量保证的护肤品孕妈妈才可以放心使用。

清洁

一定要选择温和、不刺激的产品，比如纯植物油或纯矿物油的卸妆油、婴儿油，不含皂基的洁面皂、婴儿皂，适合敏感肌肤的洗面奶、洁面粉等。

护肤

孕妈妈的肤质不会因怀孕而发生非常显著的变化。只要选择经过国家质量认证的护肤品，特别是一些可信度较高的品牌，其中成分并不会影响到胎宝宝。应尽量选用不含香料、不含酒精、无添加剂或少添加剂的产品。

控痘

有些人在孕期会长痘痘，而抗痘产品中的某些活性成分在怀孕前3个月要慎用。不过孕妈妈可以保持良好的生活习惯，多吃蔬菜和水果，多喝水，这样有助于排出毒素，可以有效控制痘痘。

防斑

约1/3的孕妈妈会产生妊娠斑，但没必要太担心，等宝宝出生后妊娠斑会自然淡化、消失。若急着消斑反而徒劳无益，一些祛斑、美白成分还可能对胎宝宝造成伤害。

防晒

虽说孕妇要多晒太阳以利于钙的吸收，但也要避免过于暴晒。可选用适宜的防晒产品，但注意应尽量选择纯物理防晒（二氧化钛）的产品，这样的产品一般不会有油腻感。

完美准爸爸训练营：准爸爸在家要尽量避免熬夜，每天最晚22:00上床睡觉，这样孕妈妈才能休息得更好。要知道良好充足的睡眠对女人的肌肤具有很好的保护功效。

第199天 让胎宝宝陶醉的美学胎教

我们的宝贝：你的眼睛已经发育完全，到时候，爸爸妈妈要陪你一起观赏雨后绚丽多姿的彩虹。

生活中处处存在美，只要孕妈妈善于发现，时常沉浸在美好的感觉中，相信胎宝宝也可以感受到这些美好，从而形成乐观积极的性格。

美学胎教就是通过孕妈妈在欣赏美、追求美以及享受美的同时，将令人愉悦的美感通过神经系统传达给胎宝宝，以培养胎宝宝的审美能力，陶冶胎宝宝的情操。

美学胎教可以从自身做起，孕妈妈可以穿着颜色温和、大方得体的孕妇装，保持身体和头发的干净清爽，保持好气色等。

自然美学则建议孕妈妈多到大自然中感受大自然的美好，聆听清晨杨树上喜鹊的喳喳鸣叫，欣赏草丛中一朵迎风摇摆的金黄色的太阳花，轻轻抚弄路边一棵嫩绿柔软的垂柳，观赏夕阳在河面上最后的逗留，仰望静谧无声的茫茫浩瀚星空，不仅可以让孕妈妈身心愉悦，而且也是对胎宝宝最好的美学胎教。

此外，孕妈妈可以做做手工、学习一下茶艺，欣赏几幅名画，朗读几篇美文等，在提高自身审美水平的同时，使自己得到熏陶，让胎宝宝的生活环境充满美好。

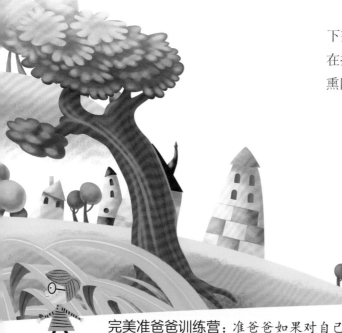

完美准爸爸训练营： 准爸爸如果对自己的审美水平感到满意，不妨亲自布置一下你们的温馨小窝，说不定即使一盆小小的文竹也可以给你们的生活带来很大的惊喜。

第 200 天 换个发型美泡泡

我们的宝贝：今天你的肺已经发育完善，通过它你可以吸进雨后香樟树释放出的新鲜氧气，而将体内产生的二氧化碳呼出。

曾经在各个服装店试穿各种风格衣服都美得冒泡的孕妈妈，是不是突然觉得现在穿哪一件衣服都感觉特别别扭。千万不要认为是自己变丑了，那只是由于孕妈妈的体型和身体比例有所变化而导致之前的发型不太适合孕妈妈了。

发型对于一个人来说特别重要。如果你的发型与脸型、身高、胖瘦、气质不太匹配，即使你穿着再高档美丽的衣服也依然衬托不出你的个人气质。如果你去咨询知名的时尚发型师，你会了解到微胖的可爱脸型不太适合长发和烫发，招人怜爱的瘦小脸庞不太适合过短的发型。

当然，适合什么发型不仅要看这些外在条件，也要结合个人的气质。这一点，专业的发型师会根据你的穿着和谈吐来向你推荐适合你的发型。

一般到了孕后期，孕妈妈都会有不同程度的发胖，大大的肚子，圆圆的脸蛋，让你看起来和之前大不一样。之前你钟爱的发型很可能已经不太适合现在的你，因此，去和你信任的发型师聊聊吧，看看现在的你更适合什么发型。

说不定换一个发型，不仅会让你神清气爽，而且还可以为你的美丽加分不少。

换个合适的发型，可以令孕妈妈更加美丽。

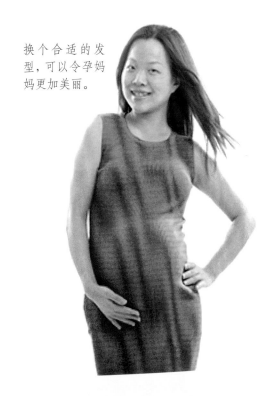

完美准爸爸训练营： 准爸爸趁着周末去陪孕妈妈做一个漂亮的发型吧，不要担心这会让你在发型室等待半天，因为这时候孕妈妈的头发已经不会再烫染了，即使发型师再仔细，剪一个精美的发型也不过需要 1 个小时左右。

第201天 拍套美丽孕照

我们的宝贝：你的嗅觉也变得敏感起来，当妈妈在一丛幽香的兰花前驻足的时候，你也会因沁人心扉的花香而感到愉悦。

怀孕对女人来，其重要性一点也不亚于结婚。看看自己鼓鼓的肚皮，里面的小家伙也许正在酣睡，这样的美好时光一旦结束将永不再重来，别再犹豫了，拍一套美丽孕照，让时间在这一刻定格吧！

不必担心闪光灯会对胎宝宝造成影响，因为在整个拍摄过程中，照相机不会产生有害射线，自然光或灯光也不会对身体造成危害。

当然，孕妈妈容易疲劳，最好选择周一、周二等影楼生意较淡的时段去，这样等候时间不会太长。最好选择风和日丽的日子和通风条件好的拍摄环境，以利健康。注意拍摄时间不宜太长，以免孕妈妈过度疲劳。

孕妈妈最好选择专门给孕妇拍摄的影楼，这样专业性会比较强，不但有很多漂亮可爱的孕妇服装可以选择，而且可以享受很多专门针对孕妈妈的服务。

在化妆时，孕妈妈一定要与化妆师沟通，尽量少用化妆品，不要用含铅的化妆品，尤其是唇彩。

既然是拍大肚照，一定至少要有一组露出大肚子的照片。不要害羞、遮遮掩掩的，大方地把骄傲的大肚子露出来，但要注意对腰腹部的保暖哦。

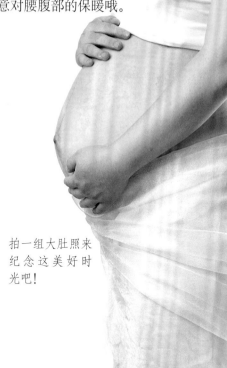

拍一组大肚照来纪念这美好时光吧！

完美准爸爸训练营：孕妈妈的美艳孕照怎么能少了准爸爸的帅气身影呢，准爸爸可不要觉得尴尬，仔细想想，你们一家三口（或四口）的留念才更温馨，更有意义啊。

第 202~203 天 约会给爱情保鲜

> 我们的宝贝：因为你的眼睛已经发育完全，所以当暖暖的阳光照在妈妈的肚皮上时，你也会因为自己的小世界突然变亮而兴奋不已。

怀孕之后，准爸爸和孕妈妈的生活重心似乎完全是在围绕着怀孕和胎宝宝，每天都在忙碌和焦虑中度过。准爸爸和孕妈妈是不是经常会感到心力交瘁，那么，暂时忘记所有的琐事，来一次浪漫的约会，全身心地享受一下你们所剩无几的二人时光吧。

像玫瑰需要阳光一样，女人的美丽也需要爱情的滋润。准爸爸和孕妈妈千万不要总是忙于生计而忘了生活与生存的本质区别，要知道生活永恒的主题便是爱。如果让烦琐的事情整日困扰着你们，让烦躁无奈的情绪肆意蔓延，爱情就会渐渐枯萎，幸福也将渐渐隐退，最终"家"也将不复存在。

想想准爸爸和孕妈妈已经有多久没有一次正式的约会了，即使是有闲暇的时间，你们是不是也在各自看书、看电影、玩网游以打发无聊的时光，这样的生活方式对于爱情来说无非是一剂慢性毒药。如果胎宝宝出生在这样的家庭环境中，恐怕也很难体会到幸福和甜蜜。

准爸爸和孕妈妈来一次正式的约会吧，在浪漫的西式餐厅里，任鲜红的玫瑰娇艳欲滴地吐露芬芳，任琴声在柔软的心间缓缓流淌，优雅地品味醇香的红酒或甘甜的果露，在摇曳的温馨烛光中凝视爱人的双眼，你会发现情人依旧，爱情如初。

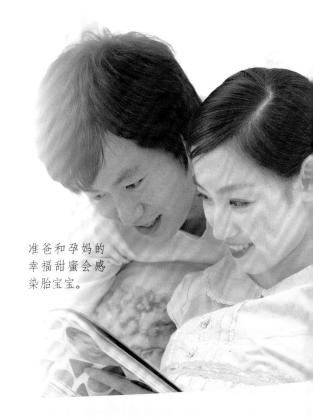

准爸和孕妈的幸福甜蜜会感染胎宝宝。

完美准爸爸训练营：和孕妈妈来一次正式的约会吧，穿上你认为最帅气的礼服，准备一束漂亮的玫瑰花。虽然这些举动似乎很老套，却能让孕妈妈展开幸福的笑容，为你们的爱情保鲜。

第204天 吃走妊娠斑和妊娠纹

孕8月

我们的宝贝：因为皮下脂肪的堆积，你身上的皱纹开始慢慢消除，现在你的皮肤看起来就像涟漪消退后的湖面一样光亮柔滑。

对美丽的孕妈妈来说，妊娠纹和妊娠斑可谓是最大的困扰。其实，孕妈妈如果对冰箱中的各种食材有所研究的话，就会发现许多食物都具有祛斑功效。

除纹食物花名册

1. 对抗妊娠纹火力最强的武器就是番茄，它含有的番茄红素的抗氧化能力是维生素C的20倍。西蓝花则含有丰富的维生素A、维生素C和胡萝卜素，能增强皮肤的抗损伤能力，有助于保持皮肤弹性。

2. 牛奶有改善皮肤细胞活性，延缓皮肤衰老，增强皮肤张力，刺激皮肤新陈代谢，保持皮肤润泽细嫩的作用。

3. 三文鱼肉及其鱼皮中富含的胶原蛋白是皮肤最好的"营养品"，能减慢机体细胞老化，使孕妈妈远离妊娠纹的困扰。

4. 猪蹄中丰富的胶原蛋白可以有效对付妊娠纹，增强皮肤弹性和韧性，对延缓衰老具有特殊意义。

消斑食物排行榜

1. 各类新鲜水果、蔬菜含有丰富的维生素C，具有消退色素的作用，如柠檬、猕猴桃、番茄、土豆、圆白菜、菜花。

2. 黄豆中所富含的维生素E能抑制皮肤衰老，增加皮肤弹性，具有很不错的抗斑功效。

3. 谷皮中的维生素E，能有效抑制过氧化脂质产生，从而起到干扰黑色素沉淀的作用。适量吃些糙米，补充营养的同时又能预防斑点的生成。

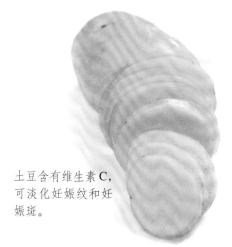

土豆含有维生素C，可淡化妊娠纹和妊娠斑。

完美准爸爸训练营： 准爸爸记住家里的牛奶快要喝完了，要及时去超市采购哦！因为牛奶不仅能帮助孕妈妈对抗妊娠纹，而且是给胎宝宝补钙的最佳选择。

第205天 扮靓孕期，打造韵味

我们的宝贝：你的味觉发育得很棒，所以每当妈妈慢慢品尝清甜多汁的水果时，你这个小馋猫总是迫不及待地汲取美味的营养。

不要以为肚子变大，身材变胖，孕妈妈就与美丽无缘了，其实大型的孕婴店摆满了各种款式、各种颜色的漂亮衣服，它们可以让孕妈妈变得更加可爱迷人。

上衣

全职孕妈妈可以选择居家风格的棉质孕妇上衣，这种衣服的主要特点是舒服甜美。职场孕妈妈则可以选择偏韩版的宽松版上衣，这类上衣的主要特点是时尚休闲，且不失白领范儿。

裙子

A字裙、背带裙或连衣裙。纯棉的、丝绸的都可以，但最好选择吸汗透气性好的棉质裙。那种宽松的公主裙款式连衣裙，别具女人味，孕妈妈可以考虑购买。

松紧裤

松紧裤的腰可以随着月份的增大而调节，舒适又不显臃肿。其质地纯棉的居多，也有一些棉麻面料的，其吸汗透气性都很好，孕妈妈可根据喜好挑选。

职业套装

孕妇职业套装简洁合体，整体端庄，适合职场孕妈妈。其基本款式有容易搭配的单件上衣、衬衫或裤装，以及不可或缺的背心裙、变化多端的一件式短洋装或长洋装。

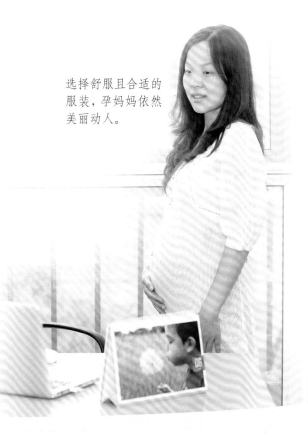

选择舒服且合适的服装，孕妈妈依然美丽动人。

完美准爸爸训练营：陪着孕妈妈一起去选购衣服吧，不要不耐烦，适时地提一些建议。拥有了漂亮合适衣服的孕妈妈不仅会变得更加美丽，而且会因为准爸爸的陪伴而显得格外温柔哦。

第206天 吃出孕期好肤色

我们的宝贝：你这个神奇的小家伙，竟然能通过声音来分辨爸爸和妈妈了，因为你一直住在在妈妈肚子里的"小房子"中，所以每当听到妈妈的声音，都会高兴得手舞足蹈，这总是让爸爸嫉妒不已。

怀孕之后是不是因为疲惫、失眠以及焦虑等种种原因而使皮肤变得黯然无光，不要着急，调整你的饮食，就能吃出健康亮白的美丽肌肤。

鸡蛋

鲜鸡蛋所含营养丰富而全面，营养学家称之为"完全蛋白质模式"和"理想的营养库"，是怀孕和产后最常见的营养品。鸡蛋几乎含有人体需要的所有营养物质，可延缓衰老、延年益寿。而且100克鸡蛋黄含铁150毫克，足够的铁能够使孕妈妈的面色红润。

苹果

"一天一苹果，疾病远离我"，苹果不单是健康之果，还是美容之果。我国民间还有孕期吃苹果，将来宝宝皮肤白嫩的说法。苹果中富含膳食纤维，可促进肠胃蠕动，有助于排毒，使皮肤健康透亮。苹果中含有大量的镁、硫、铁、铜、碘、锰、锌等元素，可使皮肤细腻红润而有光泽。

核桃

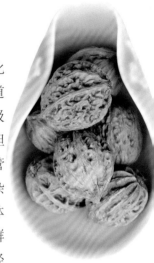

核桃能净化血液，减少肠道对胆固醇的吸收，并可溶解胆固醇，排出血管壁内的污垢杂质，从而为人体提供更好的新鲜血液。孕妈妈经常食用核桃不仅可以拥有一头乌黑亮丽的秀发，而且也可使肌肤白净润滑。

牛奶

牛奶含钙丰富且易被吸收，磷、钾、镁等多种矿物搭配也十分合理。牛奶中的维生素A，可以防止皮肤干燥及暗沉；牛奶中含有大量的维生素B_2，可以促进皮肤的新陈代谢；牛奶中的乳清蛋白对黑色素有消除作用，可防治多种色素沉着引起的斑痕。

完美准爸爸训练营：准爸爸记得为孕妈妈储备一些坚果，例如核桃、芝麻、瓜子等，这些食物不仅具有美白肌肤的效果，而且对胎宝宝的大脑发育也很有好处。

第207天 不可缺少的粗粮

我们的宝贝：现在的你是一个悠闲得有点无聊的小家伙，眨巴眨巴眼睛，咂吧咂吧手指，打量打量你的"小房子"，拳打脚踢地疯玩一阵，然后美美地睡一觉，几乎是你每天的娱乐项目。

不要误以为只有精细的食品才对孕妈妈和胎宝宝有益，其实适量地食用一些粗粮，孕妈妈和胎宝宝才能更健康。

糙米

每100克糙米胚芽就含有3克蛋白质、1.2克脂肪、50毫克维生素A、1.8克维生素E以及含锌、铁各20毫克，镁、磷各15毫克，烟酸、叶酸各250毫克，这些营养素都是孕妈妈每天需要摄取的。

孕妈妈们一定要注意饮食的合理搭配，全面摄取营养，这样，你的宝宝才会长得漂亮、可爱、聪明。

红薯

红薯富含淀粉、钙铁等矿物质，而且其所含的氨基酸、维生素A、B族维生素、维生素C都要远远高于那些精制细粮。红薯还含有一种类似于雌性激素的物质，孕妈妈经常食用，能令皮肤白皙、娇嫩。

玉米

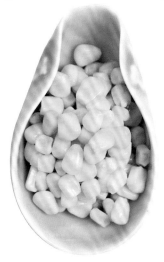

玉米被誉为粗粮中的黄金，它含有丰富的不饱和脂肪酸、淀粉、粗蛋白、胡萝卜素、矿物质等多种营养成分。玉米的品种很多，按颜色分，有黄玉米、白玉米、紫玉米等。其中黄玉米富含镁，镁能够舒张血管，加强肠壁蠕动，促进身体新陈代谢，加速体内废物排泄；黄玉米还富含谷氨酸，能促进脑细胞的新陈代谢，排出脑组织中的氨。而紫玉米则富含维生素B_2，如果经常食用，可以预防并且治疗舌炎、口腔溃疡等因缺乏核黄素而引发的病症。

完美准爸爸训练营：隔三差五地为孕妈妈熬些玉米红薯粥，不仅能促进孕妈妈的肠胃蠕动，预防便秘，而且可以令孕妈妈的肌肤更加白嫩。

第208天 孕妈妈胸部保养

我们的宝贝：这几天，你的大脑上会长出一道一道的沟回，这可以大大增多脑细胞的含量，让你变得更加聪明伶俐。

你可能听到好多妈妈说，分娩之后乳房就不会这么完美了，一旦不哺乳，就松松垮垮地下垂，再也恢复不到以前的状态。乳房为什么会严重"缩水"呢？这是因为没有重视孕期的乳房保养。看来，怀孕以后，乳房保养也很重要。

坚持支托

乳房日益增大，此时不能为了舒服和方便就不戴胸罩了，要记住胸罩的作用就是维持正常而又美观的乳房外形。所以一定要选购合适的胸罩，并且坚持每天穿戴，包括哺乳期。注意胸罩不能太紧也不能太松，太紧了不舒服且压迫乳房，太松了则起不到支撑的作用。

坚持清洁

清洁乳房不仅可以保持乳腺管的通畅，还有助于增加乳头的韧性、减少哺乳期乳头皲裂等并发症的发生。

坚持护理

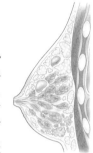

如果乳房胀得难受，可以每天轻柔地按摩，以促进乳腺的发育。由乳房周围向乳头旋转按摩，至乳房皮肤微红时止，最后提拉乳头5~10次。每天早晨起床和晚上睡觉前，分别用双手按摩5~10分钟。这不仅可缓解孕期乳房的不适和为哺乳期做准备，还能在产后使乳房日趋丰满而有弹性。也可以采用热敷的方法来缓解疼痛。

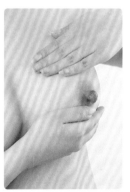 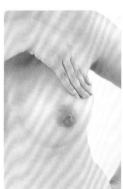

每天轻柔地按摩，可缓解孕期乳房的不适。

完美准爸爸训练营：如果孕妈妈的乳房胀痛得难受，准爸爸记得拧一把热毛巾递给她，及时热敷可以很好地缓解乳房胀痛。

第209~210天 正确饮食消水肿

我们的宝贝：你已经有了情绪的变化，当妈妈生气的时候，你会变得非常不安和烦躁，当妈妈开心的时候，你也会感到特别的愉悦和欢快。

眼看着妊娠水肿把自己漂亮的小腿快变成萝卜腿了，孕妈妈是不是很着急？快来试试这些消肿的美食吧。

眉豆煲猪脬汤

眉豆和猪脬有治疗水肿的作用。

做法：将猪脬（即猪膀胱）放入滚水中煮5分钟，捞起，洗净。洗净眉豆、红枣；红枣去核。把适量清水煲滚，放入全部材料煲滚，改小火煲至眉豆熟烂，放盐调味即可。

酒酿蛋包汤圆

酒酿汤圆有促进血液循环，减轻湿气的作用。鸡蛋则可以为孕妈妈补充蛋白质。

做法：在锅中加入1杯半清水，煮沸，放入汤圆（60克）；待汤圆煮到开始上浮时加酒酿；将鸡蛋打入锅中；等再次煮沸后，加入白砂糖，熄火焖2分钟就可以了。

鲇鱼萝卜汤

鲇鱼和萝卜都具有利尿消肿的作用。

做法：将鲇鱼去内脏，收拾干净，洗净。萝卜洗净，切块。锅置火上，加入适量清水，放入鲇鱼，煮至鱼熟时，放入萝卜块，再加入葱、姜、盐和香油调味，待萝卜熟透即可。

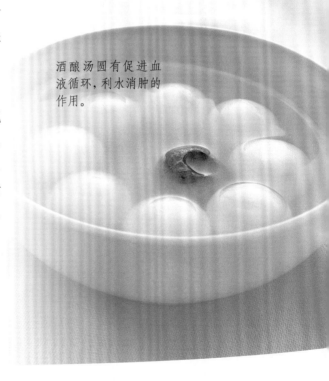

酒酿汤圆有促进血液循环，利水消肿的作用。

完美准爸爸训练营：如果孕妈妈现在已经开始水肿，准爸爸就要学会做这道鲜香美味的鲇鱼萝卜汤了。如果孕妈妈不喜欢吃鲇鱼，那么准备一些苹果、西芹、番茄吧，它们都具有很好的消除水肿的作用。

第211天 三招消除假性副乳

我们的宝贝：你骨腔中的骨髓已经能负责生产红细胞了。假如你是一只蜂王，你体内无数的红细胞就是一只只辛勤劳作的小蜜蜂，不停地为你输送营养，保护你的安全。

到孕中期和孕后期，体重增长迅速的孕妈妈可以发现自己的腋下靠近乳房的部位有一个肿块，如果仔细观察，很像一个小小的乳房，这就是假性副乳。假性副乳在孕妈妈生产后会自行消退，但却在一定程度上影响了美观。爱美的孕妈妈快来学习一下如何消除副乳吧！

及时更换胸罩尺码

假性副乳多是因为乳房发育涨大，而孕妈妈却仍然使用怀孕前的胸罩，导致一部分乳房组织不能被胸罩包裹，而向外扩散，时间一长，就容易形成假性副乳。消除假性副乳一定要从根本做起，适时地调大胸罩的尺码，才能有效预防和消除副乳。

手臂打圈法

双臂向身体两侧伸直，与地面平行。手掌朝外向上翘起，与手臂保持90°角。然后以肩为中心，顺时针方向打圈20下，放下手臂，休息1分钟。接着重新保持刚才的姿势，以肩为中心，逆时针方向打圈20下，放下手臂。孕妈妈可按个人体力来调整运动时间，只要稍微有些累，就停下休息。

内推法

双臂下垂，孕妈妈可以发现乳房和腋窝处有多余的赘肉向外突出，其实这正是假性副乳的部分组织，用右手拇指将左侧赘肉向内推20下。然后反过来，用左手拇指将右侧赘肉向内推20下。当然如果孕妈妈只有一侧的腋窝处长有假性副乳，只要做一侧的动作就可以了。

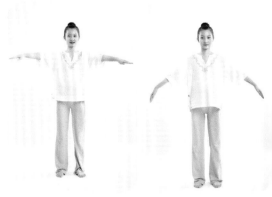

手臂向前打圈。　　　手臂向后打圈。

完美准爸爸训练营：如果今天孕妈妈特别劳累，准爸爸可以让孕妈妈坐下来，用内推法帮孕妈妈消除假性副乳。

第212天 让孕妈妈心情大好的三件事

我们的宝贝：这几天，你的髓鞘开始形成。假如你的神经细胞是一个小章鱼，髓鞘就像小章鱼的脚。它可以很迅速地接收信息，传递信息。

也许因为对怀孕这件事不够了解，所以孕妈妈总是被突如其来的种种不适搞得心情烦躁。反过来，心情的焦虑会加重孕妈妈不适感，形成恶性循环。所以，聪明的孕妈妈不要让自己总沉浸在不快中，赶紧做一些令自己愉快的事来调节情绪吧。

布置一个温馨的卧室

在房间的布置上，可以做一些小小的调整。适当添一些婴儿用的物品，让那些从商店购买的可爱的婴儿小物件(婴儿的衣服、浴巾等)随时提醒你：一个小生命即将来到身边！同时还在床头的上方贴一张非常漂亮的婴儿画，有时候一边看这张画，一边想象自己的宝宝是什么样子呢？会像这个宝宝一样可爱吗？

和宝宝传递心声

每天花几分钟同宝宝说几句悄悄话，比如"宝贝，我爱你"，"我是你的妈妈"等，利用外出散步的时间悄悄地告诉他"外面的天气真好！一起来享受阳光的沐浴吧"。

听轻松愉快的音乐

音乐不仅能促进胎宝宝的身心发育，对孕妈妈本身也能起到一定的放松作用。每天花一个小时静静地聆听愉快的旋律，保持心情舒畅。

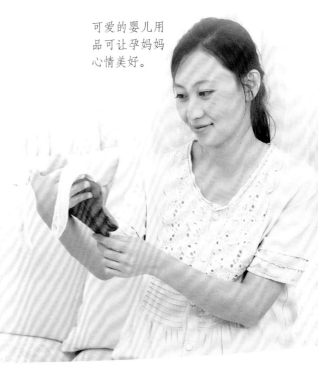

可爱的婴儿用品可让孕妈妈心情美好。

完美准爸爸训练营：还记得孕妈妈最喜欢的那首情歌吗，重新练习一下，再唱给她听吧。相信这首曾经感动她的美妙歌曲，现在依然会令她感到幸福和甜蜜。

第213天 长胎不长肉的食物

我们的宝贝：随着皮下脂肪的堆积，你身体上的胎毛正在消退，就像春天来了，积雪会慢慢融化一样。

许多孕妈妈可能还在为自己飞速增长的体重而发愁，其实有些食品既可以满足孕妈妈和胎宝宝的营养需求，而且也不会导致孕妈妈发胖。

低脂酸奶

酸奶富含钙和蛋白质，即便是患有乳糖不耐受症（人体不能分解并代谢乳糖）的孕妈妈，对于酸奶也还是易于吸收的。而且酸奶有助于胃肠健康。

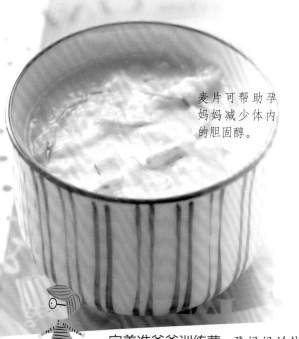

麦片可帮助孕妈妈减少体内的胆固醇。

麦片

麦片中的热量不但可以让你保持一上午都精力充沛，而且其丰富的膳食纤维还能帮助降低体内胆固醇的水平。

绿叶蔬菜

绿叶蔬菜是很好的叶酸和锌的来源。喜欢吃沙拉的孕妈妈，多加入一些深颜色的蔬菜，如莴苣、紫衣甘蓝等，颜色越深的蔬菜维生素含量越高。

瘦肉

瘦肉中富含铁。铁在人体血液转运氧气和红细胞合成的过程中起着不可替代的作用，孕期你的血液总量会增加，以保证能够通过血液供给胎宝宝足够的营养，因此孕期对于铁的需要就会成倍地增加。

豆制品

对于那些坚持素食的孕妈妈，豆制品是一种再好不过的健康食品了。它可以为你提供很多孕期所需的营养，例如优质的蛋白质。

完美准爸爸训练营：孕妈妈的体重一般会增长较快，所以准爸爸即使喜欢吃肉，也不要做红烧肉这样油腻的菜，尽量多做一些清淡的肉类食品，比如清炖排骨、糖醋鱼等。

第214天 拒绝烫染

我们的宝贝：现在虽然你的指甲已经长全了，但是它们像第一场春雨后的新芽一样柔软。所以，即使你偶尔挠挠自己的小脸蛋，也完全不用担心划伤自己。

现代礼仪中有句话是这么说的："远看头，近看脚，不远不近看中腰。"也就是说对于一个人的形象而言，发型是第一重要的，因为人在观察陌生人的时候，首先会观察他的发型。相信，爱美的孕妈妈之前也一定很注意自己的发型，但是，处于特殊时期的你可不能再随便烫染了。

染发剂

美国有位专家曾对市面上的各种染发剂做过实验，发现其中大部分染发剂都含有致癌物。因此有关专家建议体质较弱的人每年染发不宜超过两次。实际上染发剂中都普遍含有一种着染剂对苯二胺，它是公认的致癌物。长期染发，这种物质会在加热的过程中，侵入头皮细胞，并渗透血管抵达造血干细胞，影响造血干细胞的正常功能，进而引起白血病。

使用染发剂还可引发红斑狼疮、过敏性皮炎、过敏性结膜炎，更严重的是使用染发剂还可能导致胎宝宝畸形。

冷烫精

冷烫精中大多含有不同浓度的巯基乙酸。这种物质不仅有浓烈的刺激性气味，而且毒性极强，皮肤接触会引起中毒。直接接触还会灼伤皮肤，造成眼睛永久性失明。试想一下孕妈妈的头发变得非常脆弱，而且极易脱落，若是再用化学冷烫精烫发，更会加剧头发脱落。

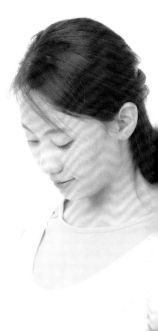

为了胎宝宝的安全，孕妈妈不可以再烫染头发了。

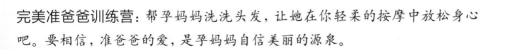

完美准爸爸训练营：帮孕妈妈洗洗头发，让她在你轻柔的按摩中放松身心吧。要相信，准爸爸的爱，是孕妈妈自信美丽的源泉。

第215天 孕期如何防止皮肤过敏

我们的宝贝：因为妈妈很喜欢吃坚果，所以你的头发已经变得像墨汁一样乌黑，像绸缎一样柔亮。

许多过敏反应会在怀孕期间变得更严重，例如皮肤过敏；而有些女性从未有过敏情形，到怀孕时才首次出现，因此很容易失去警觉，例如往往咳得很久且呼吸不顺畅，却被误认为是感冒。

穿着以棉质为佳

皮肤过敏者衣服穿着以宽松为主，腰带勿过紧，以免皮肤受压迫。避免穿毛料衣物及使用毛毯，因为会刺激皮肤，且毛絮及地毯中的灰尘会引起哮喘发作。

杜绝过敏源

保持干净：要丢弃的食物必须密封，以免引来蟑螂，因为蟑螂的排泄物会引起过敏。

避免接触尘螨：可使用防螨寝具，并勤加清洗。

注意室内湿度：相对湿度最好保持在50%左右，必要的时候可使用加湿器。

注意霉菌繁殖：尤其夏天，霉菌的孢子会随空气飘浮，所以要注意空气清洁，可使用空气清洁机。

远离花粉：春季和夏季公园里鲜花盛开，孕妈妈如果要到公园散步或踏青不妨戴口罩以避免吸入花粉。

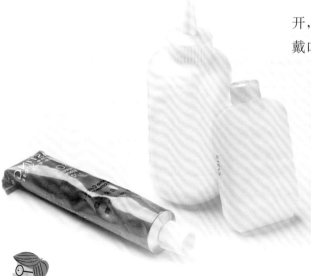

皮肤易过敏的孕妈妈要谨慎选择洗护用品。

完美准爸爸训练营：由于体质的问题，有的孕妈妈可能会对洗碗用的洗涤灵过敏，即使使用洗碗手套，孕妈妈也可能会因为洗涤灵的气味而感到不适。如果孕妈妈属于过敏性体质，那么就由准爸爸来负责刷碗吧！

第 216~217 天 预防皮肤色素沉着

我们的宝贝：现在你就像晚夏的一棵草莓，因为将要成熟，所以生长的速度不会再像之前那样快了。

色斑和雀斑等的出现是因为皮肤下有能够产生黑色素的黑色体细胞存在。黑色体细胞因受到雌激素和孕激素的影响，活化的细胞个数会大量增加。因此，随着怀孕时间的增加，以色斑、雀斑等为主的妊娠黄褐斑会在眼部下面出现，破坏了孕妈妈美丽的面庞。孕妈妈应该怎样预防这种情况呢？

阻挡紫外线

因为紫外线的影响而产生的色斑、雀斑、妊娠黄褐斑等，如果注意防晒，是可以在一定程度上防止色斑的颜色变深的。外出时，孕妈妈要戴上帽子或者打伞防止阳光直接照射，涂防晒霜或使用有防晒效果的化妆品来阻挡紫外线。防晒产品阻挡紫外线的效果，以 SPF 值越高效果越好，但 SPF 值越高，刺激性就越强，容易导致肌肤干燥。所以还是建议孕妈妈选择 SPF 值低一点，刺激性小一些的防晒产品，只要反复涂抹也会有很好的防晒效果。

摄取维生素 C

另外，为了减少黑色素细胞的活动，摄取足够的维生素 C 也很重要。维生素 C 主要来源于新鲜蔬菜和水果，水果中以酸枣、柑橘、草莓、猕猴桃等含量最高，蔬菜中以番茄、辣椒、豆芽含量最高，孕妈妈可以多吃一些新鲜蔬菜和水果。但是维生素 C 很容易被破坏，所以蔬菜水果要即购即食。

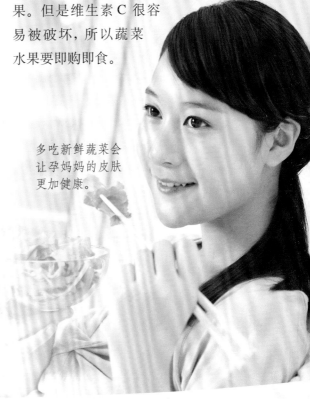

多吃新鲜蔬菜会让孕妈妈的皮肤更加健康。

完美准爸爸训练营：夏天到了，准爸爸记住要为孕妈妈买一顶漂亮舒服的遮阳帽，这样孕妈妈在享受准爸爸浓浓爱意的同时，也可以很好地保护自己美丽的脸庞了。

第218天 多培养一些生活情趣

我们的宝贝：你的大脑发育得更完善了，所以现在你可以同时接收和处理各种信息，比如一边听妈妈或爸爸讲故事，一边吮吸你柔软的小手指。

生活不是缺少美，而是我们缺少发现美的眼睛。不要总是将自己封闭在一个小小的世界，抬起头，看看蔚蓝的天空，自由飞翔的大雁，孕妈妈会觉得开阔的眼界令生活充满惊喜。

阅读书籍

"开卷有益"，孕妈妈如果有多余的闲暇时光，不妨读一些自己喜欢的图书，童话、散文、美文、小说等，不管是什么体裁，什么内容，只要孕妈妈感兴趣，大可以坐在书桌前，慢慢品一杯飘着淡淡清香的花茶，享受一个安静且充实的午后。

练习书法

书法有特殊的艺术美感。练习书法时，观摩碑帖、揣其神韵，可以培养审美趣味和审美思想，同时还能得到艺术享受，陶冶性情、静心养性。

养花养草

赠人玫瑰手有余香。在种养花草的过程中，孕妈妈不仅会为一粒种子的破土而出而惊叹生命的强大力量，而且这些可爱的小生命初露的每一片新绿、每一朵花蕾都会令孕妈妈怜爱不已。看着这些美好的不断茁壮成长的花草，孕妈妈是不是也会为自己腹中正在孕育的小生命感到骄傲和自豪。

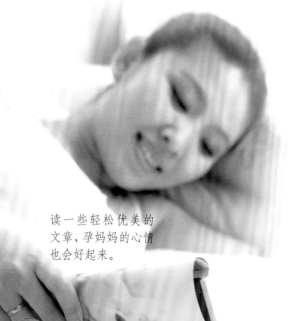

读一些轻松优美的文章，孕妈妈的心情也会好起来。

完美准爸爸训练营：准爸爸一定也有自己的兴趣爱好，不要自得其乐，沉浸其中。不妨试着感染一下孕妈妈，让她来分享你的乐趣，这样不仅能增进夫妻感情，而且也会令孕妈妈心情愉悦。

第219天 美好的自我暗示

我们的宝贝：现在你的视力发育得很好，已经能够辨别明暗了。如果爸爸用电筒照着妈妈肚皮的右侧，你会因为想要抓住这束亮亮的红光而转向右侧。

如果到现在孕妈妈还是没有调整好自己的心理状况，整天因为担心分娩和宝宝的健康、喂养、护理以及之后需要面对的各种问题而使自己焦虑疲惫的话，不仅会增大孕妈妈患后抑郁症的概率，而且会影响胎宝宝的性格取向。

每天给自己一点美好的心理暗示，你会发现，生活原来可以这样美好。

"我很美丽"

不要总是担心自己变胖变丑了，其实每个女人都要经历怀孕和生产。为什么有的孕妈妈虽然大腹便便，却依然靓丽雅致，为什么有的孕妈妈却显得蓬头垢面、臃肿不堪。其实所有这些都只不过是心态问题而已。因此，每天面对镜子的时候，不妨对镜中的自己说一声"我很美丽"。换一个适合自己的发型，穿一套简单大方的孕妇装，搭配一双低跟舒适的船鞋，孕妈妈是不是觉得现在的自己别有一番韵味。

"宝宝很好"

既然产检报告已经告诉你现在的胎宝宝是健康的，孕妈妈完全没必要杞人忧天。不要总是想出各种可能来吓唬自己，那样对你和胎宝宝百害而无一利。每天轻轻地抚摸自己的肚子，想象胎宝宝出生后健康、聪明、可爱的模样，孕妈妈会觉得很幸福。

"我可以处理好一切"

不要总是担心自己不会做饭、不能很好地照顾宝宝、不能继续工作等问题。坚定地告诉自己："我可以处理好一切。"要知道做妈妈是女人的天性，只要是为了宝宝，你可以做到很多不可想象的事情。

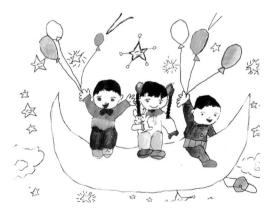

完美准爸爸训练营：千万不要和孕妈妈开这样的玩笑，例如"我那个美丽的老婆跑哪里去了""亲爱的，你看起来像只肥肥的小浣熊"，虽然准爸爸毫无恶意，但是脆弱敏感的孕妈妈可能会为此而感到伤心委屈。

第220天 如何应对失眠

我们的宝贝：就像夏末所有花草的根茎都会变得坚挺一样，你的骨骼现在也变得很结实。

到了孕晚期，孕妈妈可能会因为焦虑、尿频、噩梦等原因经常失眠。如果孕妈妈不设法改变这一现状，很可能会因为休息不好而导致免疫力下降，容易患上感冒等疾病。所以孕妈妈一定要采取一些措施，保证自己的睡眠质量，使自己告别失眠。

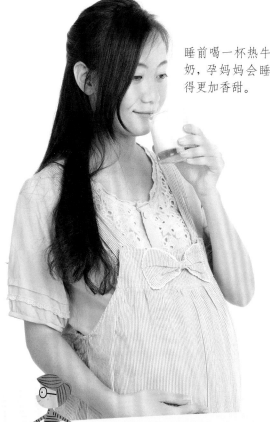

睡前喝一杯热牛奶，孕妈妈会睡得更加香甜。

下面介绍一些促进睡眠的好方法，孕妈妈可以试着做一下。

养成规律的睡眠习惯

白天只要午睡30分钟或1小时即可，尽量多出去走动走动，养养花草，做做手工，一定要避免自己整日陷入昏昏欲睡的状态。晚上不要睡太早，当然也不可以熬夜，在20:00~22:00入睡较好。

睡前一杯热牛奶

牛奶有很好的安神作用，难以入睡的孕妈妈不妨在睡前喝一杯热牛奶。暖暖的奶香是不是让你感到温暖和放松，躺下来好好地做个美梦吧。

保持正确的睡姿

平躺可能造成胎宝宝宫内缺氧。而孕晚期子宫会向右旋转，最好取左侧位睡眠，可以减少子宫内的血管压力，让孕妈妈和胎宝宝感觉更舒服。当然，孕妈妈也可以备几个枕头，放在肚子下面、腿下面或两腿之间。

完美准爸爸训练营： 在睡觉之前，给孕妈妈热一杯牛奶，看着亲爱的她喝完之后，准爸爸把杯子冲洗干净，提醒她喝完牛奶要刷牙或漱口。和孕妈妈来个温馨的晚安吻，然后和她一起入睡吧。

第221天 孕晚期的心理保健

我们的宝贝：你的记忆力很不错，如果哪天妈妈或爸爸忘了给你讲睡前故事，你可能会不满地踢蹬妈妈的肚皮来表示抗议。

进入孕晚期以后，孕妈妈子宫已经极度胀大，各器官、系统的负担也达到高峰，因而，孕妈妈心理上的压力也是比较重的。为了更好地迎接分娩，你需要做好以下心理准备。

了解分娩知识

许多地方的医院或有关机构均举办有"孕妇学校"，在怀孕的早、中、晚期对孕妈妈及准爸爸进行教育，专门讲解有关的医学知识，以及孕妈妈在分娩时的配合方法。这对有效地减轻孕妈妈心理压力，解除思想负担以及做好孕期保健，及时发现并诊治各类异常情况等均大有帮助。

做好分娩准备

分娩的准备包括孕晚期的健康检查、心理上的准备和物质上的准备。一切准备的目的都是希望母婴平安。如果孕妈妈了解到家人及医生为自己做了大量的工作，并且对意外情况也有所准备，那么，孕妈妈也就不会再感到惶恐不安了。

不宜提早入院

毫无疑问，临产时身在医院，是最保险的办法。可是，提早入院等待时间太长也不一定就好。首先，医院的病人很多，可能会令孕妈妈感染病毒。其次，孕妈妈入院后较长时间不临产，会产生一种紧迫感。再次，产科病房内的每一件事都可能影响住院者的情绪，这种影响有时候并不十分有利。

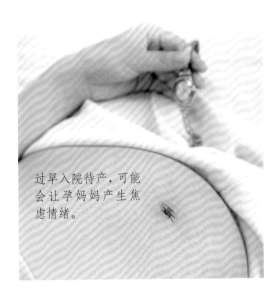

过早入院待产，可能会让孕妈妈产生焦虑情绪。

完美准爸爸训练营： 产检结束后，不要急着回家。准爸爸可以陪着孕妈妈到产房区转一转，观察一下待产者、已经分娩者的各种情况，这会让准爸爸和孕妈妈对医院的各种设备、办公、地理位置等更加了解。

第222天 孕期护肤品如何挑选

我们的宝贝：你长得越来越高，也比之前胖了很多，所以在你的"小房子"里已经活动不开了。

爱美的孕妈妈是一刻也不会停止自己的美丽事业的。虽然自制天然面膜健康又有效，但是却不能代替每天不可缺少的保湿霜和乳液。现在各种品牌的护肤品令人眼花缭乱，孕妈妈应该怎样挑选护肤品呢？

专用的孕妇护肤品不会对胎宝宝造成伤害。

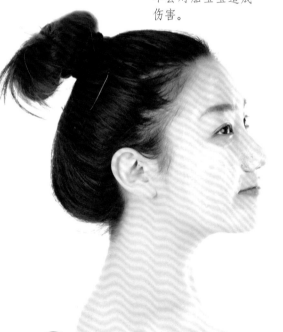

选择孕妇专用护肤品

一般的护肤品多含有重金属等化学成分，会对胎宝宝造成一定的伤害，严重的可导致胎宝宝畸形。为安全起见，孕妈妈一定要使用孕妇专用的护肤品。因为这类护肤品本身就是针对孕妈妈研制的，一般不会对胎宝宝造成伤害。

选择配料化学成分少的护肤品

即使同是孕妇专用护肤品，各款护肤品的配料表也不尽相同。所以孕妈妈要尽量选择天然成分较多，化学成分含量较少的护肤品，这样才更有利于保护胎宝宝。

选择品牌口碑好的护肤品

不要贸然选择你不了解的品牌，因为孕妇护肤品也有很多粗制滥造的伪劣商品。如果不慎使用了这样的护肤品，恐怕不仅不会保护皮肤，而且还可能引起孕妈妈皮肤过敏、起痘等问题。选择品牌口碑好的护肤品，安全和效果才有保证。

完美准爸爸训练营：买护肤品准爸爸可没有孕妈妈细心，所以只要陪着她，看她慢慢挑选，适时地为孕妈妈结账，然后面带微笑地挽着她打道回府就可以了。

第 223~224 天 孕期防痘的小建议

我们的宝贝：因为你的"小房子"是一个封闭的空间，这里没有飘着花香的新鲜空气，所以你的嗅觉器官要到你出生之后才能更好地发挥作用。

怀孕时，受激素的影响，皮肤的皮脂腺分泌量会增加，这是一种正常的生理现象。大多数孕妈妈都会觉得脸变油、鼻子变大。但在少数人的脸上，甚至前胸、后背却会因为毛孔阻塞、细菌增生而产生恼人的青春痘。

孕期防痘小建议

1. 保持脸部及全身的清洁。使用适合自己肤质的清洁剂洗脸。洗脸时，轻轻按摩患处，以利毛孔畅通。

2. 注意饮食，多吃蔬菜、水果，少吃油炸、高热量及辛辣食物。怀孕当中，青春痘长得厉害的孕妈妈，坐月子时不要吃油腻的食物。

3. 不当的外用品会引发青春痘，或是让青春痘更加恶化。常可见到孕妈妈们为了掩饰脸上的青春痘，搽了好厚好厚的粉底。其实，这样做，只会让毛孔阻塞更严重。

4. 保持心情愉快、睡眠充足。越紧张，越烦恼，青春痘长得越多。

5. 不要挤捏青春痘，以免手上的细菌造成二次感染，或是留下永久性的瘢痕。

6. 把目前使用的药品、保养品和化妆品带给皮肤科医生过目，让医生判断是否和青春痘有关。

7. 配合医生的建议按时治疗，才能得到适当的控制。

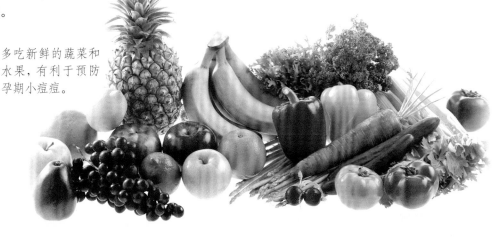

多吃新鲜的蔬菜和水果，有利于预防孕期小痘痘。

完美准爸爸训练营： 如果孕妈妈身体上的痘痘比较多，准爸爸不妨带着孕妈妈一起去看看中医。他们会根据孕妈妈的体质为她开一些对胎宝宝无害的药方，但是，一定要注意去正规医院的中医处问诊。

孕9月 感觉有点累，但很幸福

"鸟度时时冲絮起，花繁衮衮压枝低"。这时的孕妈妈，真的很像夏末的一棵果树，经历了狂风、暴雨、烈日、虫害，即使被累累的青果压弯了腰，却依然不忘在傍晚凉爽的风中招摇，向世人炫耀自己的幸福。

孕晚期的各种不适、疼痛接踵而来，笨重的身体总是让孕妈妈疲惫不堪。可是只要一想到腹中健康可爱的胎宝宝和体贴入微的准爸爸，孕妈妈便顿时充满力量。在愉快的哼唱中起床，在清晨的鸟鸣声中散步，在月季花香中阅读，在繁星皓月下冥想……每天让自己过得开心，准爸爸才会安心工作，胎宝宝才会变得更加开朗聪明。这样的日子，虽然有点累，但是很幸福。

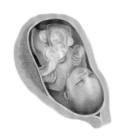 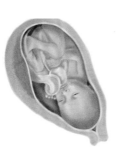 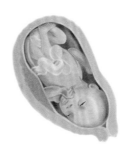 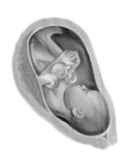

第33周　　　　第34周　　　　第35周　　　　第36周

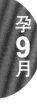
第225天第9个月的产前检查

我们的宝贝：你的眼睛对光线有了较强的反应，如果爸爸用手电筒照你的头部，你会马上闭上眼睛。

此月的产前检查，孕妈妈可能会做的项目

☐ 检查子宫大小与高度

☐ 子宫触诊以确定宝宝的位置

☐ 如有必要，进行内诊

☐ 检查体重与血压

☐ 如有必要，用超声波确定宝宝的位置和体重

☐ 心电图

☐ 讨论哪些迹象表明分娩开始

☐ 讨论你的分娩计划

☐ 讨论分娩开始后，什么时候该到医院

☐ 和医生讨论你的感觉及关心的问题

读懂你的产检报告

孕妈妈的心率在 60~100 次 / 分为正常。

PR 间期 145 毫秒，说明孕妈妈心房功能好，没有传导阻滞。

ST 没有异常，说明孕妈妈心肌供血正常。

完美准爸爸训练营：这个时候孕妈妈的身体已经变得非常笨重，而且各种各样的琐事可能会让她变得有些健忘，所以准爸爸不仅要陪着孕妈妈去产检，而且要留心记下医生的嘱咐以免孕妈妈忘记。

第226天 补钙别过量

我们的宝贝：如果你遗传了妈妈的基因，现在的你肯定会有一头乌黑柔发，但是如果你遗传了爸爸的基因，那现在的你可能还是一个小光头。

很多孕妈妈听说孕期补钙可以使宝宝健康活泼，于是就盲目地大量补充富含钙质的食品。这是不对的，长期大量食用富含钙质的食品，可能会对孕妈妈以及胎宝宝的生长产生不良影响。

如果孕妈妈长期大量补钙，会引起食欲减退、皮肤发痒、毛发脱落、眼球突出、血中凝血酶原不足及维生素C代谢障碍等。若孕妈妈血中钙浓度过高，还会出现肌肉软弱无力、呕吐和心律失常等，而这些都不利于胎宝宝生长。

孕妈妈摄入过量的钙还会影响铁等其他营养成分的吸收，可导致便秘，甚至容易患上结石。所以，孕妈妈无需在整个孕期都补钙，只需在孕24~28周服用钙片，然后在孕32周以及之后重新开始吃钙片，直到宝宝出世即可。孕妈妈平时只需正常饮食，保持营养均衡即可。

即使在补钙期间，孕妈妈也不要随意、大量补钙，而应该在医生的指导下服用钙剂。

补钙的最好方式自然还是食补。最好的补钙食品是各类奶制品，因为奶制品不仅含钙量丰富且容易吸收。除此之外，虾皮、海带、蛋黄、豆类等也是含钙量较高的食品，孕妈妈可以适量食用。

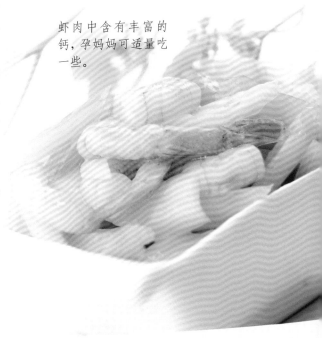

虾肉中含有丰富的钙，孕妈妈可适量吃一些。

完美准爸爸训练营：海带的钙含量是牛奶的10倍，而且富含碘、磷、硒等多种微量元素，其中含磷量比所有的蔬菜都高。所以准爸爸可以每周为孕妈妈炖两次海带汤，比如海带排骨汤、紫菜海带蛋花汤等。

第227天 预防早产

我们的宝贝：你的指甲在慢慢变硬，由最初像柳絮一样的柔软变成现在如绿萝叶一般的柔软。

早产是指在28孕周至37孕周之间的分娩，在此期间出生的新生儿，为早产儿。由于早产儿各器官系统尚未发育成熟，生存力弱，容易导致疾病，如肺部疾病、颅内出血、感染、硬肿症等，少数早产儿还可能留有智力障碍或神经系统的后遗症。

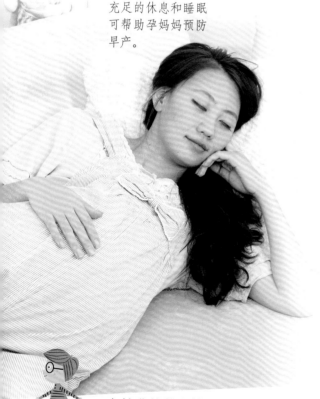

充足的休息和睡眠可帮助孕妈妈预防早产。

早产的症状

孕妈妈现在更要时刻关注胎宝宝的安全，当孕妈妈的身体出现以下征兆时必须及时去医院就诊。

阴道出血：少量出血是临产的先兆之一，一旦出血应立即去医院检查。

破水：温水样的液体流出，就是早期破水。破水则表明孕妈妈即将分娩，不论破水后孕妈妈有无阵痛，都最好保持平卧姿势，将臀部垫高，然后马上送医院就诊。

预防早产的生活习惯

保证充分休息和睡眠，放松心情，可有效缓解产前情绪紧张；不要做使腹压增大的事情，尤其不要提重物；经常清洁外阴，防止阴道感染；怀孕后期要绝对禁止性生活，以免造成孕妈妈宫内感染，威胁胎宝宝的健康。

在孕晚期，孕妈妈一旦出现早产迹象应马上卧床休息，并且取左侧位以增加子宫胎盘供血量，同时要及时到医院检查就诊。

完美准爸爸训练营： 孕晚期，准爸爸一定要克制自己，最好不要与孕妈妈做过于亲密的动作，因为这样会刺激孕妈妈宫缩，严重的可导致早产。

第228天 脐带绕颈不可怕

我们的宝贝：在你的眼里，脐带只是一根粗粗的柔软的绳子。有时候你会像小猫玩线团一样拨弄它，有时候也会拉着它打转。

之前的产检报告都显示胎宝宝的情况良好，可这次医生却突然告诉孕妈妈胎宝宝出现脐带绕颈。如果胎宝宝出现这种情况，孕妈妈也不要着急，因为过一两周，这种情况很可能会消失的。

脐带绕颈对胎宝宝有危险吗

脐带绕颈与脐带长度及胎动有关，如胎宝宝较多地活动或医生对孕妈妈实施了外倒转术(经腹壁用手转动胎宝宝，使不利于分娩的胎位转成有利于分娩的胎位，称外倒转术)，都可能导致脐带绕颈。脐带绕颈一般没什么危险，不必过于担心。

脐带绕颈一周的情况很常见。几乎有20%的胎宝宝生下来时是脐带绕颈的，其中也不乏脐带绕颈三周的境况，但一般宝宝都无大碍。但是如果脐带绕颈过紧，使脐血管受压，血循环受阻，导致胎宝宝脑组织缺血、缺氧，则可能造成宫内窘迫或新生儿窒息。

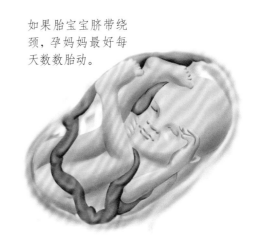

如果胎宝宝脐带绕颈，孕妈妈最好每天数数胎动。

脐带绕颈了，孕妈妈该怎么办

胎宝宝脐带绕颈，孕妈妈要注意的就是减少活动，保持睡眠左侧位。

孕妈妈要经常数胎动，如果突然发生胎动剧烈或胎动减少，要马上到医院检查。

定期通过胎心监测和超声检查等方法，判断脐带绕颈的相关情况，如果出现胎宝宝缺氧的情况，要马上询问医生，听从医生的建议，情况危急时可选择剖宫产。

完美准爸爸训练营：如果胎宝宝出现了脐带绕颈，准爸爸可以每天晚上跟胎宝宝说"乖宝宝，脐带可不是围巾，快自己解下来"。不要小看胎宝宝的理解力，很多时候，他都能听到爸爸和妈妈的话，并作出一定的反应。

第229天 宝宝用品大准备

我们的宝贝：因为你的"小房子"越来越挤，所以，大多数时候你都像蚕蛹一样蜷着身子睡觉。

宝宝快要降生了，孕妈妈和准爸爸是不是应该为这个即将到来的小家伙准备一些生活用品呢？千万不要盲目到孕婴店大采购，最好咨询一些有经验的人，再根据季节冷暖来购买宝宝用品。

宝宝衣物

薄棉包被1~2个，用于包裹宝宝；开襟毛衫、裤子2~3套，最小号；小棉袜，4~5双，最小号；小布帽1顶，可调节大小的那种；纱布手帕大小各10条，用于擦拭宝宝身体的各部位；小手套2副，避免指甲太长抓伤脸；纯棉尿布50片以上，可用旧床单或纯棉衣服改做；小号纸尿裤或尿片2包，最小号，最好满月之后再用。

哺乳用品

玻璃或塑料奶瓶大的2个，小的2个；消毒锅1个，最好选可同时消毒多个奶瓶的；奶瓶刷大小各1个；吸奶器1个，手动、自动均可；小勺1把，可喂药或喂水；保温杯1个，可随时备用温水。

宝宝床上用品

婴儿床（包括床垫、围栏等）1张，买那种可以调节高度和长度的；床单3~4条，纯棉；小棉被1条，视季节而定厚薄；小棉褥子2条，纯棉；隔尿垫1条；蚊帐1个，可备夏天用。

宝宝洗浴用品

洗澡盆（带洗澡架）1个；小洗脸盆1个，洗脚、洗屁屁盆各1个；纯棉的浴巾2~3条，夏天也可当作被子；婴儿专用沐浴液1瓶；婴儿专用洗发液1瓶；婴儿爽身粉1瓶。

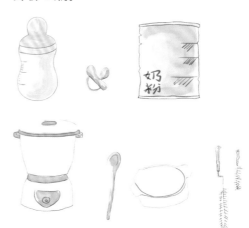

完美准爸爸训练营：宝宝使用的各种物品都特别迷你可爱，准爸爸可以陪着孕妈妈一起去帮宝宝挑选日用品。当然，准爸爸最终的责任是帮孕妈妈把这些物品运回家。

第230~231天 孕妈妈待产包

我们的宝贝：在越来越拥挤的"小房间"里，你使劲地蜷着身体，看上去像一只正在捕虫的小青蛙。

已经到孕晚期了，和宝宝相见变得指日可待。现在孕妈妈可能随时分娩，所以，提前准备好待产包，以免到时候手忙脚乱，应对不及。

宝宝用品

喂养用品：奶瓶、奶瓶刷、配方奶（小袋即可，以防母乳不足）。

清洁用品：迷你小盆2个（1个洗脸，1个洗屁屁）、棉质毛巾2条（擦脸和擦身体）、药棉1包（给宝宝洗屁屁用）、婴儿爽身粉、婴儿护臀霜、婴儿湿巾、纸尿裤或棉质尿布。

服装用品：和尚领内衣、婴儿帽、出院穿着的衣服和包被（根据季节准备）。

妈妈用品

梳洗用具：牙膏、牙刷、漱口杯、香皂、洗面奶、毛巾3条（擦脸、身体和下身）、擦洗乳房的方巾2条、小脸盆1个。

特殊衣物：大号棉内裤3条，哺乳胸罩、背心各2件，哺乳衬垫，便于哺乳的前扣式睡衣、束腹带1条、产妇垫巾、产

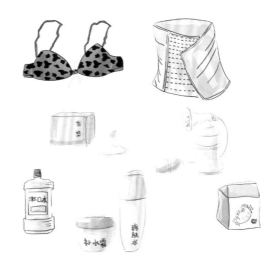

妇卫生巾、面巾纸、保暖带后跟拖鞋（产后需要加强保暖）。

个人餐具：水杯、汤匙（有的医院需要自己准备成套餐具，提前问清楚）。

方便食品：准备一些巧克力或饼干，以便在产程中补充体力。

住院准备

入院登记单、户口本或身份证（夫妻双方）、医疗保险卡或生育保险卡、有关病历、准生证、住院押金等；照相机或摄像机、最喜欢的杂志或书籍。

完美准爸爸训练营：因为待产包括很多东西，所以可能一下子总是难以准备齐全。准爸爸要提前准备好住院物品，比如身份证、医疗保险卡、摄像机等。这样孕妈妈就可以节省精力来准备其他物品。

第232天 了解孕晚期腹痛

我们的宝贝：你对自己圆圆粉粉的脚趾产生了兴趣，经常用自己的小手扳着脚趾送到嘴边，津津有味地吮吸着，这是你第一次"品尝"脚趾的味道呢！

到了孕晚期，孕妈妈的身体会"紧锣密鼓"地为胎宝宝的出生做准备，出现腹痛的次数会比孕中期明显增加。对于孕晚期腹痛，孕妈妈不要总是提心吊胆，因为孕晚期腹痛并不一定是早产症状，大多时候是属于生理性的。

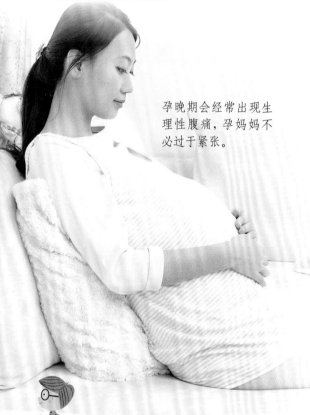

孕晚期会经常出现生理性腹痛，孕妈妈不必过于紧张。

生理性腹痛

在孕晚期，孕妈妈夜间休息时，有时会因假性宫缩而出现下腹阵痛，通常持续仅数秒钟，间歇时间长达数小时，不伴有下坠感，白天症状即可缓解。

大约在分娩前1个月，宫缩就已经开始了。临分娩前，感觉到不是很有规律的肚子痛，不要很在意。一般来讲这属于生理性的，不需要特殊治疗，左侧卧位有利于疼痛缓解。

病理性腹痛

胎盘早剥多发生在孕晚期，孕妈妈可能有妊娠高血压疾病、慢性高血压病、腹部外伤。下腹部撕裂样疼痛是典型症状，多伴有阴道流血。所以在孕晚期，患有高血压的孕妈妈或腹部受到外伤时，应及时到医院就诊，以防出现意外。

如果孕妈妈忽然感到下腹持续剧痛，有可能是早产或子宫先兆破裂，应及时到医院就诊，切不可拖延时间。

完美准爸爸训练营： 孕晚期，准爸爸要为孕妈妈准备几条浅色内裤，这样即使孕妈妈有少量的出血症状，也很容易被发现。

第233天 孕后期的胃灼痛

我们的宝贝：随着皮下脂肪的堆积，你的皮肤由之前几近透明的颜色逐渐向粉红色转变。

孕后期，孕妈妈总是觉得胃部麻乱，有烧灼感，有时烧灼感逐渐加重而成为烧灼痛。尤其在晚上，胃灼热的程度加重，甚至影响孕妈妈的睡眠。这种胃灼热通常在妊娠后期出现，分娩后会自行消失。

内分泌惹的祸

孕后期胃灼热的主要原因是内分泌发生变化，导致胃酸反流，刺激食管下段的痛觉感受器，引起灼热感。此外，妊娠时巨大的子宫、胎儿对胃有较大的压力，肠胃蠕动速度减慢，胃液在胃内滞留时间较长，也容易使胃酸反流，引起胃灼痛。

如何预防

为了缓解和预防胃灼热，在日常饮食中孕妈妈应避免过饱，少食用高脂肪食物，不要吃口味重或油煎的食品，因为这些都会加重胃的负担，导致消化不良，胃酸分泌过多。另外，临睡前喝一杯热牛奶，有很好的缓解效果。除此之外，孕妈妈睡觉时可将枕头垫高一些，这样可防治胃酸倒流，减轻胃灼痛。

孕妈妈要特别注意，即使到了孕晚期，也不可未经医生同意而自行服用治疗消化不良的药物。

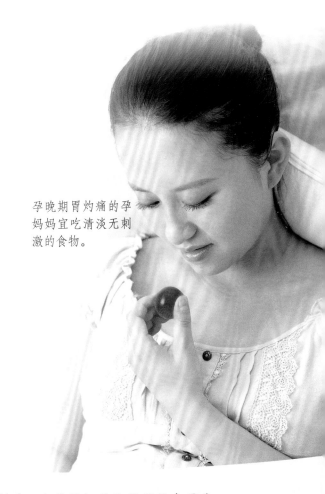

孕晚期胃灼痛的孕妈妈宜吃清淡无刺激的食物。

完美准爸爸训练营：如果孕妈妈出现胃灼痛，准爸爸切忌让孕妈妈食用韭菜、辣椒、葱、蒜之类的食物，因为这些食物会对肠胃造成强烈的刺激，加重孕妈妈的胃灼痛。

第234天 如果你属于剖宫产后再孕

我们的宝贝：你的大脑仍然在发育。调皮的你有时候也喜欢和妈妈、爸爸玩捉迷藏，当我们轻拍肚皮的时候，你像睡着了一样安静；可是当我们不注意的时候，你会突然猛踢妈妈的肚皮。

剖宫产后再怀孕的孕妈妈容易出现子宫破裂等情况，因此，这类孕妈妈需要特别注意，预防瘢痕处裂开，而且一旦感到腹痛或出血，一定要及时到医院就诊。基于以上情况，建议此类孕妈妈最好提前入院。

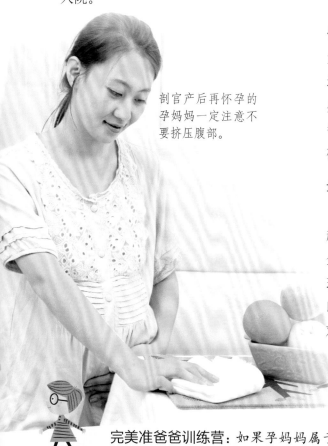

剖宫产后再怀孕的孕妈妈一定注意不要挤压腹部。

避免挤压腹部

孕妈妈乘车、走路等要避开人群的拥挤，不做有下蹲或弯腰姿势的家务，睡眠应侧卧，暂停性生活，避免腹部受到撞压。

发生腹痛及早就医

瘢痕子宫到孕晚期有的会出现自发性破裂，腹痛是主要表现。由于子宫瘢痕愈合不良，随妊娠月份的增加，宫内压力增大，虽无任何诱因，子宫也可从其瘢痕处胀发而破裂。子宫破裂时可出现轻重不等的腹痛，有时腹痛虽轻，但子宫可能已破裂，所以孕妈妈必须提高警惕。

最好提前住院待产

瘢痕性子宫越接近产期，破裂的危险越大。为预防发生子宫破裂危害胎宝宝安全，孕妈妈应提前两周住院待产，以便发现问题及时处理。此类孕妈妈再次分娩应以剖宫产为宜，因为这与自然分娩相比相对安全。

完美准爸爸训练营： 如果孕妈妈属于剖宫产再孕的，准爸爸就要多费心了。不要让孕妈妈做任何挤压腹部的事情，比如，孕妈妈不能再自己洗脚、剪脚趾甲，这些都需要准爸爸来代劳了。

第235天 孕晚期需要注意的小细节

我们的宝贝：你发育得很好，几乎可以适应外面的世界了，所以对这个"小房子"的禁锢，你总是拳打脚踢地表示抗议。

胎宝宝发育得很好，孕妈妈一定会非常开心。可是，千万不要忘了，在小宝宝出世之前，孕妈妈依然肩负着保护胎宝宝安全的重要使命，因此生活中的一些小细节，孕妈妈还是要特别注意的。

别太贪嘴

不要因为嘴馋而吃一些不卫生的食品，比如路边的麻辣烫、烧烤串等。血糖偏高的孕妈妈尽量少吃含有甜味剂的食物，包括白糖、糖浆及巧克力、可乐、罐头水果、人造奶油、冰激凌、冰冻果汁露、含糖花生酱、沙拉酱等。

36周以后不宜继续工作

大部分医生认为，大龄孕妈妈孕36周以后就不宜再工作。因为，这时孕妈妈的心脏、肺及其他重要器官的负担加重，而且孕妈妈笨重的身体对自身脊柱、关节和肌肉都会形成沉重的负担，所以孕妈妈应尽可能停止工作，充分休息。

何时适宜入院

住院时间根据医生建议来定。过早住院，无形中会让你和家人都产生不必要的心理压力。但是如果入院太晚，孕妈妈情况急迫，则会使医护人员手忙脚乱，在匆忙中难免增加孕妈妈及胎宝宝的风险。

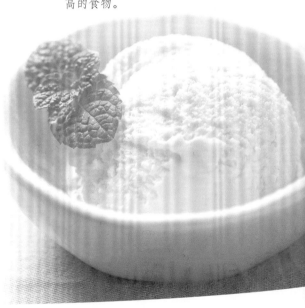

血糖值高的孕妈妈最好不要吃冰激凌等含糖量高的食物。

完美准爸爸训练营： 现在孕妈妈的肚子已经变得非常大，洗衣服会让孕妈妈腰酸背痛。体贴的准爸爸如果能包揽洗净家里所有要洗的衣物，孕妈妈一定会很欣慰。

第236天 如何选择生产医院

我们的宝贝：你的眼睛还不能分辨颜色，现在，所有的东西在你眼里都是安静的蓝色，像蔚蓝的天空、深蓝的大海。

如此众多的妇产医院，总是让孕妈妈和准爸爸难以取舍。究竟应该如何选择生产医院呢？孕妈妈和准爸爸可以根据以下几条标准来衡量判断。

医院的口碑

医生的水平如何，这一点对于外行人来说是很难判断的。孕妈妈和准爸爸可以先从网上、熟人中了解一些有关信息，然后再做选择。

各种分娩方式所占的比例

对于孕期检查一切正常，想要自然生产的孕妈妈，在最后确定生产医院时一定要选择那种剖宫产率低的医院，因为有一些医院，为了多收费及省力，在生产时会找一些借口误导孕妈妈选择剖宫产。另外想要采取"无痛分娩"的孕妈妈，也要提前到医院联系，确认是否提供无痛分娩。

医疗环境

有的妇产医院可能因为建筑时间久远且失修，会导致产房或住院部房间阴暗；有的医院可能因为病床紧张而在病房中加床，导致病房中人员拥挤，环境变差；有的妇产医院的病房内可能没有卫生间，这对刚刚分娩的妈妈来说可能不太方便。所以，孕妈妈一定要提前了解这类信息，以便让自己更舒服一些。

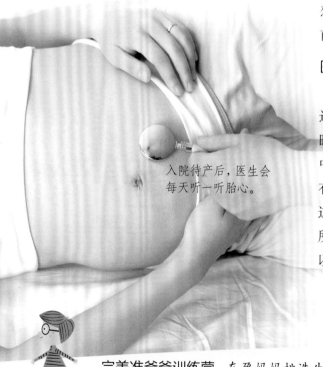

入院待产后，医生会每天听一听胎心。

完美准爸爸训练营： 在孕妈妈挑选生产医院的时候，准爸爸切忌总是把"收费标准"挂在嘴边，要知道，这样做会让孕妈妈觉得与她的安全相比，你更在乎钱。

第 237~238 天 提前安排护理工作

我们的宝贝：虽然妈妈依然在为你提供免疫保护，但坚强的你已经开始发育自己的免疫系统了。就像小麻雀总要学会飞翔一样，你最后也会获得保护自己的能力。

无论是顺产还是剖宫产，产妇的身体一般都比较虚弱。在住院期间，产妇需要有人特别照顾。全家人可以做好分工，只有事先分配好了，才能保证到时候不会手忙脚乱。

安排好月子期间家庭成员的分工

可爱宝宝的降生会给全家带来欢笑，但是烦琐的护理工作、夜间的哭闹、完全被打乱的生活也会引发许多家庭矛盾，所以在孩子出生前就开个家庭会议，把孩子出生后照顾的工作分配一下，让所有家庭成员都明确自己的分工与责任，比如月子餐谁来做，尿布谁来洗，宝宝谁来照看等，尽力为宝宝创造一个和谐的家庭环境。

要不要请月子看护

现在各大医院及社会组织也会针对产妇推出月子看护等服务，这些护工受过专业培训并有一定的产妇和新生儿护理知识，对于新妈妈和新爸爸来说，她们的帮助十分有用。而且月嫂可以教会新妈妈许多新生儿护理知识，也可以避免家庭成员因为育儿观念的不同而产生矛盾。

当然，专业的月嫂的薪酬也是不菲的，所以，到底要不要请月嫂，准爸爸和孕妈妈可以根据家庭的实际情况来决定。

专业的月嫂在护理宝宝时，一般会更加细心。

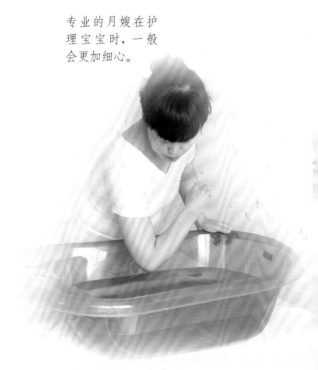

完美准爸爸训练营：对于月子期间的护理工作的安排，准爸爸一定要尊重孕妈妈的选择。因为月子对女人来说特别重要，如果护理不当则可能留下一辈子的病痛。

第239天 警惕羊水早破

我们的宝贝：你总是在不停地转动，以寻找一个让自己最舒服的姿势，有时候你会把妈妈的子宫壁当作柔软温暖的沙发，惬意地靠坐在上面打盹。

羊水早破对胎宝宝来说十分危险，因此孕妈妈一定要预防羊水早破。如果一旦发生这种情况，要及时就医。

如何鉴别羊水早破

当孕妈妈不明确自己究竟是不是羊水早破，可以将特定的化学试纸放入阴道里。如果是羊水早破，流在阴道里的羊水会使橘黄色的试纸变成深绿色。

预防羊水早破

1. 坚持定期做产前检查，4~6 个月每个月去检查 1 次；7~9 个月每半个月检查 1 次；9 个月以上每周检查 1 次；有特殊情况随时做检查。

2. 孕中晚期不要进行剧烈活动，生活和工作都不宜过于劳累，每天保持愉快的心情，适当地到外面散步。

3. 不宜走长路或跑步，走路要当心以免摔倒，特别是上下楼梯时；切勿提重东西以及长时间路途颠簸。

4. 孕期减少性生活，特别是孕晚期的 3 个月，怀孕最后 1 个月禁止性生活，以免刺激子宫造成羊水早破。

羊水早破怎么办

一旦发生羊水早破，孕妈妈及家人不要过于慌张。为了防止胎宝宝的脐带脱垂，应立即让孕妈妈躺下，并且采取把臀部抬高的体位。只要发生破水，不管孕妈妈是否到预产期，有没有子宫收缩，都必须立即赶往医院就诊。

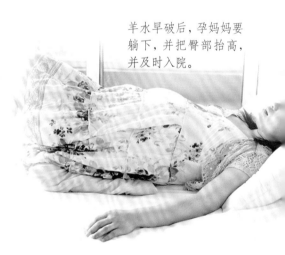

羊水早破后，孕妈妈要躺下，并把臀部抬高，并及时入院。

完美准爸爸训练营：及早发现羊水早破对胎宝宝的健康十分有利，所以准爸爸可以到医院和药房购买一些鉴别羊水早破的试纸，放在家里备用。

第240天 羊水的颜色

我们的宝贝：听医生说85%的胎宝宝都会在预产期两周内或早或晚出生。现在妈妈和你快要进入这个时间段了！

羊水，英文是amniotic water，它和血液一样是持续性循环的，每过几小时胎宝宝在肚子里的排泄会通过羊水的循环排出。

孕晚期无论羊水过多或者过少都要催产，以免危险。破水后不代表羊水一下子就没有了：有的破水是一点点地流；有的是一下流很多。无论哪种情况孕妈妈身体均会产生足够的新羊水来保证宝宝的生存。如果破水（事实上很少有孕妈妈是先破水再宫缩的），一定要马上去医院，在48小时内生产，否则容易感染。

很重要是检查羊水的颜色，一般是清澈透明的，带有甜味，但是如果有一点点绿色，就说明宝宝已经拉过胎便了，必须马上去医院。胎宝宝拉出胎便可能是由于紧张或者不舒服，但它最主要的危险是一旦羊水里有了粪便，宝宝就有吸入肺造成感染的危险。

被胎宝宝的粪便"污染"过的羊水，多绿才算绿？因为羊水会循环更新，所以可能是像豌豆汤那么绿，也有可能只剩一点绿色。孕妈妈怎么观察颜色呢，方法其实很简单，就是穿个白色内裤。

健康且正常的羊水颜色是清澈透明的。

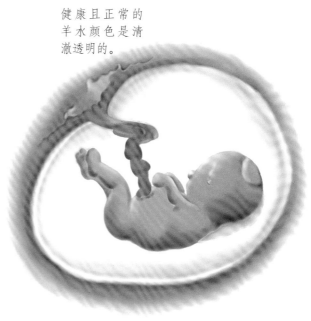

完美准爸爸训练营：与孕妈妈一起上分娩课，并仔细记录医生的讲解，比如羊水破了应该怎么办。回到家时，最好把分娩课上的内容再重复给孕妈妈讲一遍，以对分娩前可能要发生的状况有心理准备。

第241天 应对孕晚期不适

我们的宝贝：你那一枚枚小指甲在不停地长长，现在它们的硬度变得像纸张一样，等你出生后，这些小指甲很可能会划伤你，所以妈妈已经提前准备好了可爱的企鹅形状的嫩绿色婴儿指甲剪。

很多孕妈妈以为挺过孕吐，熬过身体种种不适的孕中期就"守得云开见月明"了，其实到孕晚期，孕妈妈的身体因为子宫和胎宝宝的变重也会产生很多不适感，孕妈妈一定要注意采取预防措施。

耻骨分离痛

孕晚期为适应胎宝宝日益增大的需求，耻骨联合间隙会增宽，这种耻骨联合分离所致的疼痛，一般人是可以忍受的。若大幅度耻骨错位，导致韧带拉伤、水肿、行走困难，就必须卧床休息。

外阴痛

孕晚期还可出现外阴静脉曲张，表现为外阴部肿胀，行走时外阴剧烈疼痛。孕妈妈预防的关键在于避免长期站立，避免穿过紧的内裤和牛仔裤。

脊柱痛

孕晚期随着子宫日渐增大，孕妈妈身体重心渐渐前移，站立和行走时，为保持重心平衡，孕妈妈必须将肩部及头部后仰，形成孕妈妈特有的挺腹姿势，这种姿势易造成腰部脊柱过度前凸，引起脊柱痛。所以孕妈妈要注意休息，避免长时间站立或步行。

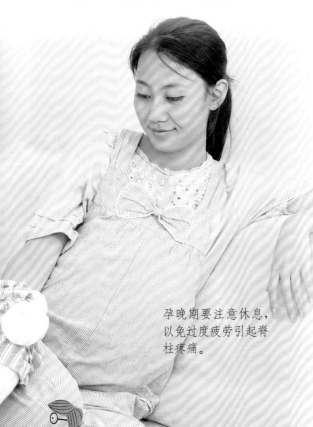

孕晚期要注意休息，以免过度疲劳引起脊柱疼痛。

完美准爸爸训练营：到了孕晚期，有的孕妈妈的坐骨神经痛会越发严重，所以准爸爸要为孕妈妈准备一张柔软的坐垫，这样可以适当减轻孕妈妈的疼痛感。

第242天 临产前五大禁忌

我们的宝贝：因为你已经占满了妈妈的整个子宫，所以这时候，只要你剧烈地运动，妈妈的子宫就会紧缩，变得硬邦邦的，跟大石头一样。

现在孕妈妈可能会随时分娩，因此有些事情孕妈妈最好不要再做了。

一忌怕

孕妈妈应该放松心情，正确对待阵痛等分娩过程，在现代医学条件下，只要认真进行产前检查，分娩的安全系数几乎是百分之百的。

二忌累

到了孕晚期，活动量要适当减少，工作强度也应该适当降低，并根据自己情况选择进行休假了，特别是要注意休息好，睡眠充足。只有这样才能养精蓄锐，在分娩时精力充沛。

三忌饥饿

产妇分娩时会消耗很大的体力。因此产妇临产前一定要吃饱、吃好，即使阵痛时，也要坚持吃些东西，切忌什么东西都不吃就进产房。

四忌远行

一般在接近预产期的前半个月后，就不宜远行了。因为旅途中各种条件都受到限制，一旦分娩时出现难产将是很危险的事情，它有可能威胁到母子安全。

五忌滥用药物

分娩是正常的生理活动，一般不需要用药。特别是不要在没有医生指导的情况下滥用药物，更不可随便注射催产剂，以免造成严重后果。

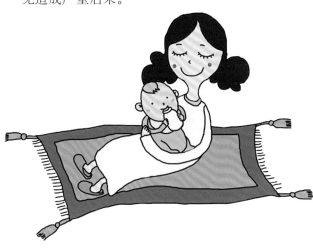

完美准爸爸训练营：越接近预产期，孕妈妈可能会越焦虑。准爸爸今天可以和孕妈妈聊聊她的分娩计划。如果她非常害怕分娩时的疼痛，准爸爸应该提前向医生咨询一下无痛分娩的相关事宜，这样可以让孕妈妈轻松许多。

第243天 骨盆测量别害怕

我们的宝贝：现在，无论你是在打转，还是在翻身，妈妈的肚皮都会突然鼓起一大片。

孕9月，医生一般会建议孕妈妈做骨盆测量检查。然而，一些孕妈妈会担心这项检查会很痛而拒绝，其实这是一种不明智的行为。

为什么要测量骨盆

产道的通畅与否将直接关系到孕妈妈的安危，为了防止由于骨盆过于狭窄而引起的难产，在孕晚期，医生会对孕妈妈进行骨盆测量。骨盆测量分为外测量和内测量两个部分，主要测量孕妈妈骨盆入口和出口的大小。

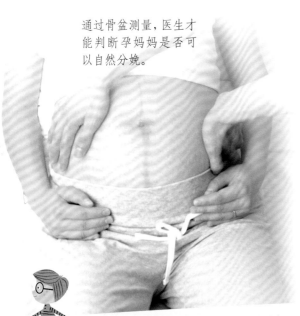

通过骨盆测量，医生才能判断孕妈妈是否可以自然分娩。

如果入口过小，宝宝的头部无法正常入盆。如果出口过小，胎头无法顺利娩出。如果分娩时间过长还会导致胎宝宝颅内出血；孕妈妈则会因频繁宫缩发生先兆子宫破裂。

如何进行骨盆测量

医院通常首先进行骨盆外测量，如果骨盆外测量各径线或某径线结果异常，会在临产时进行骨盆内测量，并根据胎宝宝大小、胎位、产力选择分娩方式。多数医院在孕28~34周之间测量骨盆，也有的医院在孕37~38周时，还要做一次鉴定，以判断胎宝宝是否能经阴道分娩。

怎样配合医生测量

在孕晚期产检时，如果医生要进行骨盆检查，千万不要因为害怕妇科检查的疼痛不适而拒绝进行。在配合医生检查时，做深呼吸运动，同时放松腹部肌肉，你越紧张，医生的操作越困难，你的痛苦也越大。

完美准爸爸训练营：骨盆测量确实非常疼，所以当孕妈妈要做这项检查时，如果医院允许，准爸爸一定要陪在孕妈妈的身边。看着她为宝宝所受的苦，准爸爸会觉得自己所做的事真的是微不足道的。

第244~245天 拉梅兹呼吸法

我们的宝贝：你的小脑袋还在长大，这周，你的头围又增长了将近1厘米。

拉梅兹呼吸法是一种效果良好的分娩心理预防法，它可以分散孕妈妈的注意力，令分娩的疼痛感减轻，从而使分娩更加轻松顺利。

下面，孕妈妈来了解一下拉梅兹呼吸法的具体步骤和做法吧。

第一步——胸部呼吸

在宫颈口刚刚打开时，孕妈妈会体会到阵痛的初次来袭。这时候，不要慌，放松你的身体，用鼻子深深地吸一口气，尽量挺起胸部，好像把这口气暂时储存在胸部一样，然后用嘴吐出这口气。

第二步——"嘻嘻"式浅呼吸

当宫颈口开到3~7厘米时，阵痛几乎三四分钟一次。这时候，努力放松身体，集中注意力，用嘴吸一小口气，暂时储存在喉咙，然后轻轻用嘴呼出，就像欢快地笑着，发出"嘻嘻"的声音似的。

第三步——喘息呼吸

当宫颈口几乎完全打开时，阵痛每隔1分钟左右一次。这时，孕妈妈先深呼气，然后深吸气，接着迅速连做4~6次浅呼气。

第四步——哈气

这时候，强烈的疼痛感几乎让孕妈妈难以忍受，不要喊叫，这不但会消耗你的体力，而且对分娩毫无益处。先深吸气，然后快速有力地，连吐4口气，接着使劲吐出所有的气。

第五步——推气

这时候，胎宝宝正在努力向宫颈口移动，孕妈妈要用力把肺部的气向腹部下压，呼气要迅速，接着继续吸满满一口气，像大便时一样，努力将气向腹部下压，直到分娩结束。

拉梅兹呼吸法可以帮助孕妈妈减轻分娩的疼痛。

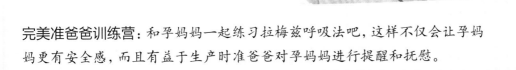

完美准爸爸训练营：和孕妈妈一起练习拉梅兹呼吸法吧，这样不仅会让孕妈妈更有安全感，而且有益于生产时准爸爸对孕妈妈进行提醒和抚慰。

孕9月 感觉有点累，但很幸福 229

第246天 孕晚期腹泻别忽视

我们的宝贝：你是一个特别聪明的宝宝，因为知道自己成长得很好，所以你开始为自己的降生做准备。从这周起，你的头部开始慢慢向妈妈的宫颈口转动。

孕晚期腹泻对孕妈妈和胎宝宝来说可不是什么好事，因为这很有可能是早产的征兆，所以即使到了孕晚期，孕妈妈也要注意保护自己，不要放纵口欲。

腹泻的原因及预防

着凉容易引起肠胃不适而造成腹泻。所以孕妈妈一定要注意保暖，即使是在夏季，也不要贪图凉快，而将室温调得太低。睡觉的时候，一定要盖条薄毯，至少要盖住腹部。

孕晚期孕妈妈最好吃一些软烂易消化的食物。

消化不良会导致胃酸分泌过度，肠胃蠕动速度加快，引起腹泻。因此，孕妈妈一定要吃一些清淡、软烂易消化的食物，避免吃油腻、不易消化的食物。

病毒感染是孕妈妈腹泻最常见的原因，其病原体有沙门氏菌等病毒，所以，孕妈妈一定要注意饮食卫生。

应对措施

孕妈妈如果一天大便三四次，也无发热、呕吐、腹痛等症状，可以喝点热粥，或者躺在床上休息一会儿。

如果孕妈妈腹泻的次数较少，且伴有微微的腹痛感，但无发热等症状，则可能是消化不良。这时，孕妈妈最好暂时禁食，然后到医院检查一下。

如果孕妈妈腹痛剧烈，腹泻不止，不管有无发热症状，都要立即到医院就诊，因为这很可能是病毒感染，如果治疗不及时，不仅会造成孕妈妈脱水，而且可能会危及胎宝宝的健康和生命。

完美准爸爸训练营：每个女人都有任性的一面。不管孕妈妈是个多么执着的小馋猫，准爸爸也不可以带她光顾路边上那些没有卫生保障的小食摊。

第 **247** 天 分娩到底有多疼

我们的宝贝：非常高兴，你的小脑袋已经下降到妈妈的盆骨里了，这对我们来说是很不错的开始。

"值得用疼痛来纪念的，只有生命"。究竟分娩之痛有多深，对不同体质的孕妈妈来说，严重的程度也可能不尽相同。

听听过来人怎么说

"现在都有无痛分娩可以减轻疼痛，当然了即使这样也是痛的。我的感觉是比平时痛经要痛上两三倍。不过脑子里想着宝宝也在努力，这些痛也就没什么了。"

"宫缩痛是一阵一阵的，疼的时候真疼，疼过去了就像一点事儿都没有一样。"

"现在不少人选择剖宫产，顺产是生的时候痛，生完就好了。剖宫产痛的时间长，要一两天，并且恢复时间长，说不痛那是骗人的，都很痛，不过当看到宝宝的时候，多痛都值得。"

"我觉得分娩的痛是撕心裂肺的，最后忍受不了又改为剖宫产。"

"我是剖宫产的，生的时候一点感觉都没有，感觉像有支笔在肚皮上写字。但麻醉过了会疼，只要稍微一动，伤口就像被撕裂了一样疼，疼了五六天呢。"

其实，孕妈妈一定要相信自己的医生，打消不必要的顾虑，只要你有信心，保证充足的休息和进食，运用你已学到的助产和镇痛技巧，顺利分娩就不是一件困难的事情。孕妈妈一定要相信，那种幸福的疼痛感会让你感动一生，而这些是准爸爸永远都无法体会的。

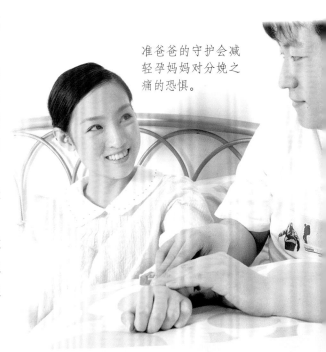

准爸爸的守护会减轻孕妈妈对分娩之痛的恐惧。

完美准爸爸训练营：回忆起在电影或电视剧中分娩时撕心裂肺的喊声，孕妈妈自然会感到害怕。准爸爸千万不要从男人的角度来抚慰孕妈妈，"咬咬牙就过去了！"这样的话除了令孕妈妈感到气愤，恐怕没有任何效果。

第248天 理性看待分娩疼痛

我们的宝贝：因为还没有方向感，所以你对自己的倒立姿势感到非常满意。

许多新妈妈认为，分娩的阵痛将是她一生中要经历的最可怕的痛，所以她们往往是带着恐惧进入产房的。她们不知道阵痛是什么样的，只知道一定很可怕。而有经验的分娩教育家通常都分娩过好几次，所以对阵痛有完全不同的看法。

分娩的痛

你知道一定会痛，只是不清楚痛起来是什么感觉。

它不是持续的痛，在阵痛之间会有让你很感激的短暂休息时间，而且这些间隔时间比痛的时间要长得多，至少阵痛前期是如此。仔细想想，每次疼痛不过是一分钟到一分半钟而已。

阵痛是可以预测的。你知道在一分钟或几分钟之后又会有一次阵痛。

过一阵子之后，你就会知道下一次阵痛是什么样的。比起前一次，多少会更痛一点儿，不过感觉起来是大同小异。

分娩的阵痛是慢慢加剧的，所以你有机会习惯这种痛，而且学会如何应对。

分娩的阵痛有一个不变的目的，就是告诉你怎样调整身体对宝宝最好。

你知道阵痛最后一定会结束。

阵痛一结束，你就会得到全世界最美好的回报。

如果你能这样来看待这种阵痛，你就知道大自然设计这种疼痛一定是可以忍受的。要不然，为什么这么多女人还会继续生孩子呢？

一旦分娩结束，你将迎来人生中最宝贵的财富。

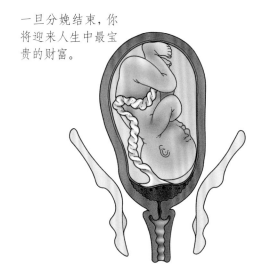

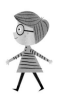

完美准爸爸训练营： 如果准爸爸懂得用爱的力量为孕妈妈加油，比如有力地握着她的手说："谢谢你为我承受的所有，我会尽我最大的能力给你幸福。"相信这样一句话，可以让看似柔弱的孕妈妈坚强起来。

第249天 做好随时入院的准备

我们的宝贝：现在对你来说真的是很无聊的时光，所以妈妈总是在不停地和你说话，给你讲故事，听音乐，除非晚上你睡着了。

胎宝宝全身的器官已经基本发育完善了，他很期望早日降临，和爸爸妈妈见面。所以，孕妈妈要随时做好入院的准备。

每天洗澡

尽可能每天洗澡，清洁身体。淋浴或只擦擦身体也可以。特别要注意保持外阴部的清洁。头发也要整理好。绝对不要做对母体不利的动作，避免向高处伸手或压迫腹部的姿势。

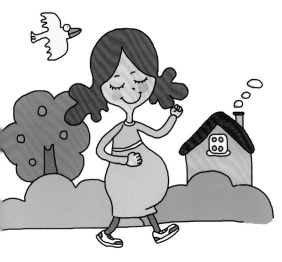

吃好睡好

分娩时孕妈妈要有足够的体力和精力。充分摄取营养，充分睡眠、休息，以积蓄体力。初产妇从宫缩加剧到分娩结束需要12~16个小时，因此孕妈妈要特别注意这一点。

不要走远了

不知道什么时候、会在哪儿开始宫缩，因此要避免一个人在外走得太远，顶多买买菜，短途散步。如去远处，要将地点、时间等向家人交代清楚，或留个条子再出去。

再确认一下住院准备的落实情况

物品、车辆的安排，与丈夫和家里人的联系方法，不在家期间的事情等，是否都安排妥当了。此外，如果过了预产期仍无临产征兆，请遵守以上的注意事项，以沉着的心情等待。

入院预约

提前预约好产科医生、保健医生、住院部、月嫂等。特别是月嫂，要提前联系好，万一到时候找不到合适的就麻烦了。

完美准爸爸训练营：如果准爸爸的父母属于思想比较保守的类型，建议准爸爸将自己父母的育儿观念提前告诉孕妈妈，以免将来两代人因为育儿观念不同而产生矛盾。

第250天 产前真假宫缩的辨别

我们的宝贝：因为现在没有足够的空间，你的活动量变得越来越小，因此不断的营养供应让你变得像个圆乎乎的小皮球。

在临近生产的日子里，孕妈妈会经常感到肚子突然变紧、变硬，这都是假性宫缩引起的。假性宫缩不是真正的宫缩，孕妈妈要学会辨识，千万不要误将假性宫缩当作临产前的征兆而慌忙入院。

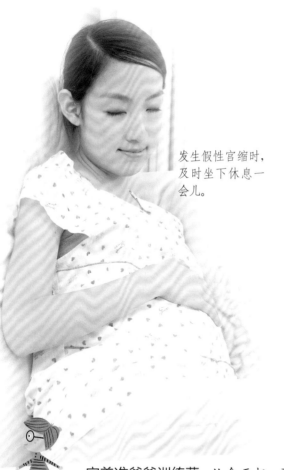

发生假性宫缩时，及时坐下休息一会儿。

假性宫缩

假性宫缩无规律，时间间隔不会越来越小，宫缩强度不会越来越强，通常比较弱。有时会增强，但之后又会转弱。宫缩疼痛部位通常只在腹部前方疼痛。孕妈妈行走或休息片刻后，有时甚至换一下体位后都会停止宫缩。

宫缩

有固定的时间间隔，随着时间的推移，间隔越来越小，每次宫缩持续30~70秒。一般临产前的宫缩先从后背开始疼痛，而后转移至前方。而且，疼痛的程度会越来越深，几乎像尾椎骨被坠裂一样。不管孕妈妈如何运动，宫缩照常进行，疼痛的程度丝毫不会减缓。如果孕妈妈出现这种情况，一定要及时通知家人，并在家人的护送下及时到医院待产。

完美准爸爸训练营： 从今天起，孕妈妈可能随时会生产，准爸爸一定要办理一张专用的应急手机卡号。这样孕妈妈如果发生羊水早破或临产前宫缩时，就能及时联系上准爸爸。

第 251~252 天 分娩技巧早掌握

我们的宝贝:你特别喜欢听《森林狂想曲》,每次妈妈给你放这首曲子,正在不断踢蹬的你都会变得特别安静。

正式临产前 1~2 天孕妈妈的阴道有少量血性黏液自阴道流出,称为见红。孕妈妈一旦见红,就必须要马上入院待产。当然,在这之前,孕妈妈可以提前学习一些分娩技巧。

分散注意力

临产后孕妈妈通常有家人的陪伴和助产士的指导。如果孕妈妈感到宫缩的疼痛令自己难以忍受,不妨回忆一些美好的场景,在春天柔和的风中放风筝,在皎洁的月光下和准爸爸的第一次亲吻,阳台上的美人蕉开出的第一朵花……总之,要学会分散注意力,这样可以有效地缓解分娩过程中的不适,从而降低孕妈妈对宫缩的感受力。

调节呼吸

当运动或精神紧张时,呼吸频率就加剧,主动调整呼吸的频率和节律,可缓解由于分娩所产生的压力,增强孕妈妈的自我控制意识,孕妈妈可选择拉梅兹呼吸法,呼吸的频率调整为正常的 1/2,随着宫缩频率和强度的增加则可选择浅式呼吸。

其他技巧

可以由家属或助产士触摸孕妈妈紧张部位,并指导其放松,反复表扬鼓励孕妈妈,并不断讲解分娩的进展情况。

当宫口开全时,孕妈妈疼痛有所缓解,并会产生大便感,助产士会指导孕妈妈屏气用力的正确方法,此时孕妈妈要调整自己的注意力和体力,积极配合,正确用力,以加速产程进展,否则消耗体力而使产程延长,胎宝宝易发生宫内窒息及颅内出血。

学会调节呼吸,会让自然分娩的过程更顺利。

吸气

吐气

完美准爸爸训练营:孕妈妈生产时,准爸爸一定要陪在孕妈妈的身边。不要以为自己对分娩一无所知而将这个权利让给别人,认为医生本身就是最好的指导,此时孕妈妈更需要她最爱的人陪在身边。

孕10月 宝贝，我们一起加油吧

这个月一结束，宝宝就可以和爸爸妈妈见面了。虽然一颗激动的心无论如何也按捺不下，但孕妈妈还是要保持心态平和，每天要坚持散步，坚持均衡的营养。如果是已经在家休产假的孕妈妈，可以在空闲时间继续对胎宝宝进行胎教，这个时候胎宝宝已经是一个聪明的小家伙了。不管孕妈妈是播放好听的轻音乐，还是阅读生动有趣的儿童故事，胎宝宝都会很开心。当然，这时候，如果准爸爸能加入胎教的行列，对胎宝宝适时地抚摸，或热情地交流，都会使胎教取得事半功倍的效果。宝贝，为了幸福的生活，我们一起加油吧！

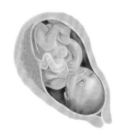
第 37 周

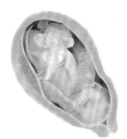
第 38 周

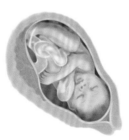
第 39 周

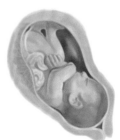
第 40 周

第253天 第10个月的产前检查

我们的宝贝：虽然你发育得很好，但现在依然要通过脐带来获取营养和排便。

此月的产前检查，孕妈妈可能会做的项目

☐ 胎心监护

☐ 阴道检查

☐ 骨盆测量

☐ 胎宝宝体重推算

☐ 确定分娩开始后，什么时候该到医院

☐ 和医护人员讨论你的感觉及关心的问题

读懂你的产检报告

报告单上一条波动的线就是胎心率，正常情况下波动在120~160次/分，一般表现为基础心率，出现胎动时心率会上升，出现一个向上突起的曲线，胎动结束后会慢慢下降。

胎动计数＞30次/12小时为正常，胎动计数＜10次/12小时提示胎儿缺氧。胎心波动线下面的一条表示宫内压力，在宫缩时会增高，随后会保持20秒左右。

胎心过快或过慢都不是有问题，医生会根据一段胎心监护的图纸进行评分，8~10分为正常，7分以下为异常。异常的情况出现时，医生会及时进行下一步的处理。

完美准爸爸训练营：做胎心监护前半个小时，孕妈妈最好吃一些巧克力之类的热量较高的食物。细心的准爸爸记住在出发之前为孕妈妈准备一些零食放在包里。

第254天 自然分娩好处多

我们的宝贝：随着脂肪的不断堆积，你的手肘和膝盖开始内凹。这有助于你做各种复杂灵活的动作，比如在风中奔跑，和小伙伴一起打篮球。

如果孕妈妈很健康，并且产检时确认骨盆大小正常、胎位正常、胎儿大小适中，没有各种不适宜分娩的合并症和并发症，医生都会鼓励孕妈妈自然分娩。

自然分娩对孕妈妈的益处

自然分娩是一种生理现象，孕妈妈经历了分娩的阵痛更能体会到母亲的伟大与崇高，更贴近了与宝宝的情感。另外，自然分娩创伤小，较剖宫产安全，出血少，产后恢复快，对产后恢复体形有益。

自然分娩对胎宝宝的好处

自然分娩是指胎宝宝通过阴道娩出的过程。它是一种自然的生理现象，也是人生所度过的第一关。随着临产后子宫节律性收缩，胎宝宝胸廓接受到有节律的压迫，胎宝宝肺部迅速产生一种肺泡表面活性物质，使新生儿肺部扩张，有利于建立自主呼吸。

分娩时，胎宝宝受到产道的挤压，呼吸道的黏液被挤压出来，相对剖宫产的新生儿，吸入性肺炎发生率低。另外，皮肤神经末梢得到刺激，其神经、感觉系统发育较好，整个身体协调功能的发展也会比较好。

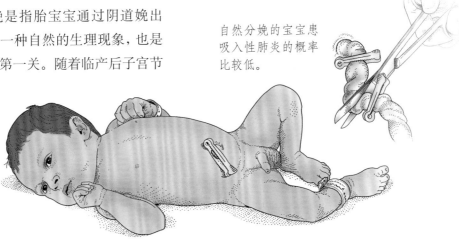

自然分娩的宝宝患吸入性肺炎的概率比较低。

完美准爸爸训练营：虽然孕妈妈很清楚自然分娩的好处，但是对分娩之痛的恐惧总是会让她感到焦虑。准爸爸不妨陪着孕妈妈观看一些真实的分娩视频，以加强孕妈妈的心理免疫能力。

第255天 提前练习助产运动

我们的宝贝：这一周，你的身长几乎有50厘米了，体重也能达到3000克。你这个胖乎乎的小家伙，应该多运动运动来减减肥了。

从现在起，孕妈妈可以适当地练习一些助产运动，这会加强孕妈妈的骨盆底肌肉的扩张能力，有助于缩短自然分娩的产程，可减少孕妈妈的分娩之痛。

下肢运动

动作一：这个运动有助于增强背部肌肉，使下肢关节更为灵活，有助于分娩。盘腿坐在地上，背部挺直，双手放在膝盖上，使两脚脚底靠在一起。大腿外侧下压，数5下放松，重复10次。

动作二：靠墙坐在矮椅子上，双脚尽量分开，持续约15分钟。每天可进行2~3次。

动作三：手扶桌沿，双脚平稳站立，慢慢弯曲膝盖，骨盆下移，双腿膝盖自然分开直到完全屈膝；接着慢慢站起来，用脚力往上蹬，直到双腿及骨盆全部直立为止。重复数次。

骨盆运动

动作一：坐在地上，两腿最大限度地张开，双臂分别向左右伸展。整个身体向前倾，然后向后仰。反复几次。

动作二：站立，双腿分开与肩同宽，膝盖自然弯曲，双手放在腰间。一边呼气一边左右扭动骨盆。也可以前后运动。

动作三：坐在地上，端正身体，一条腿向旁边伸直，另一条腿向内弯曲，手自然握住腿，上身慢慢向下弯，以能弯曲到最大程度为限。

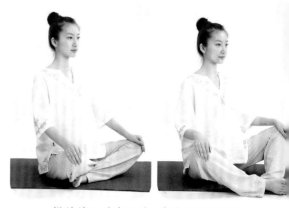

提前练习助产运动，有助于缩短自然分娩的产程。宜遵医嘱练习。

完美准爸爸训练营：助产运动在准爸爸看来可能会有一点滑稽，但是千万不要为此笑话孕妈妈。相反，如果孕妈妈在做助产运动的时候，准爸爸能在一边为孕妈妈加油、计时、计数，那么孕妈妈的积极性也会有所提高。

第256天 什么情况需要剖宫产

我们的宝贝：现在你对光线变得更加敏感，像向日葵总是朝着太阳一样，宝宝你总喜欢面朝比较明亮的方向。

如果孕妈妈和胎宝宝属于以下情况，那么孕妈妈最好接受医生的建议，及时选择剖宫产。

胎宝宝窘迫：这是由于胎宝宝缺乏氧气而陷于危险状态。

胎宝宝过大：胎宝宝体积过大无法经由骨盆腔生产。

骨盆过小：有些身材过于矮小的母亲因骨盆过小，没有足够空间让胎宝宝经由骨盆腔生产。

胎位不正：臀位、肩位、横位都会给胎宝宝和孕妈妈带来不可预知的危险。

子痫前期：有高血压、蛋白尿、水肿症状的母亲，胎宝宝将无法从胎盘获得足够的营养与氧气，也不能承受生产过程所带来的压力。

自然生产过程无法继续进展：因母亲子宫收缩程度薄弱，子宫颈扩张不足，胎宝宝无法产出。

胎宝宝未成熟：未成熟的胎宝宝会较虚弱，通常胎宝宝小于36周，以及体重小于2.3千克，可能不能承受自然分娩的压力。

前置胎盘：又称低位胎盘，若是胎盘附着在子宫的部位过低，会导致出血以及阻挡胎宝宝出生通道。

胎盘剥离：通常胎盘剥离是由高血压或创伤所引起而导致阴道出血的紧急状况。

孕妈妈罹患某种病症：糖尿病、肾脏病等，对于母体和胎宝宝都会形成压力。

曾经接受剖宫分娩手术者。

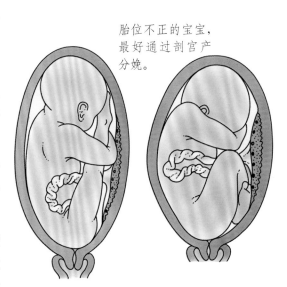

胎位不正的宝宝，最好通过剖宫产分娩。

完美准爸爸训练营：如果孕妈妈需要接受剖宫产，准爸爸一定要提前和孕妈妈商量，孕妈妈在做剖宫产术时是否需要使用镇痛棒。它可以减缓孕妈妈的产后疼痛，但是可能会减慢伤口的恢复速度。

第 257~259 天 待产时的突发情况

我们的宝贝：临近预产期了，你也开始变得很焦急，总是不停地踢蹬着，仿佛一只水中的青蛙想要跃出水面一样。

待产过程中可能会发生意想不到的状况，孕妈妈千万不要害怕，因为当了解了这些状况之后，你会明白不管是什么情况，准爸爸和医生都会让你的宝宝平安降生的。

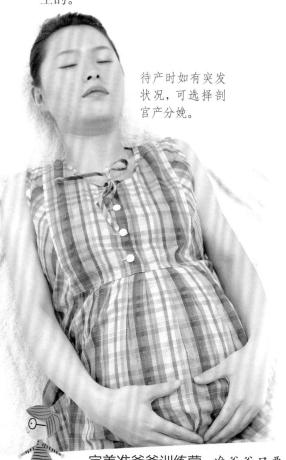

待产时如有突发状况，可选择剖宫产分娩。

胎盘早期剥离

在待产过程中，如果孕妈妈的阵痛转变为持续性的腹痛，且阴道出血有所增加，则可能为胎盘早期剥离。出现这种情况，孕妈妈要立即告诉医生，若确诊为胎盘早期剥离，医生须紧急为孕妈妈实施剖宫产。

胎宝宝窘迫

若胎宝宝心跳频率下降，可能是由于胎宝宝脐带受压迫、解胎便、胎头下降受到骨盆压迫等。此时，医生会先给孕妈妈吸氧气、打点滴。如果胎心音仍未恢复正常，就必须立即做剖宫产术。

胎头骨盆不对称

即胎头太大或孕妈妈骨盆腔过于狭窄，致使子宫颈无法开足，或是胎头不再下降。出现这种情况，医生多半建议采用剖宫产了。

完美准爸爸训练营： 准爸爸只要告诉孕妈妈"无论什么情况，我都会让你和宝宝平安的"，就是这么一句话和准爸爸的守护，就足以让孕妈妈信心满满。

我们的宝贝：因为最近你活动得太频繁，所以妈妈宫缩的次数也明显增多。为了安抚你的情绪，今天爸爸会给你讲一个《小壁虎找尾巴》的故事。

会阴侧切是为了让宝宝尽快降生，以免出现胎宝宝心跳减弱、回旋不能顺利进行等情况。另外，会阴侧切可防止孕妈妈会阴撕裂，有利于保护骨盆底肌肉。

但是如果有可能，孕妈妈都希望自然分娩能顺利进行，而不必做会阴侧切术。

避免会阴切开的小妙方

怀孕期间只要稍加控制饮食，并养成运动的好习惯，不但可以使产程较为顺利，也可以减少会阴侧切的概率。

1. 孕5~6个月期间要少吃淀粉类食物，并增加蛋白质的摄取，可以降低体重增加的速度、避免宝宝过大。

2. 散步、爬楼梯和练习拉梅兹呼吸法等，可以加强肌力，帮助生产。

以下症状要做会阴侧切

初产头位分娩时会阴较紧、会阴体长、组织硬韧或发育不良、炎症、水肿或遇急产时会阴未能充分扩张，估计胎头娩出时将发生II度以上裂伤者。

胎宝宝头盆不称，造成宫缩无力的。

经产妇曾做过会阴切开缝合，或修补后瘢痕大，影响会阴扩展者。

产钳助产，胎头吸引器助产或初产臀位经阴道分娩者。

早产、胎宝宝宫内发育迟缓或胎宝宝宫内窘迫者。

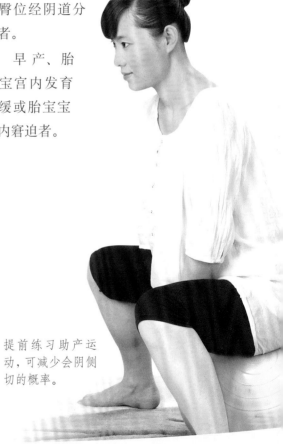

提前练习助产运动，可减少会阴侧切的概率。

完美准爸爸训练营： 如果孕妈妈很健康，准爸爸可以和孕妈妈一起爬爬楼梯，这样不仅可以避免胎宝宝体重过重，也有助于孕妈妈顺利分娩。

第262~263天 了解无痛分娩

我们的宝贝：宝宝，我们就快要见面了，妈妈和爸爸觉得很幸福。

无痛分娩是当下比较流行的一种分娩方式。通过在孕妈妈腰部的硬膜外腔里注入一些镇痛药和小剂量的麻醉药，并持续少量地释放，只阻断较粗的感觉神经，不阻断运动神经，从而影响感觉神经对痛觉的传递，可以最大程度地减轻疼痛。

在无痛分娩过程中，孕妈妈可根据情况自行按钮给药，这就使孕妈妈掌握了应对分娩疼痛的主动权。

无痛分娩可使孕妈妈减轻疼痛感，从而减少对分娩的恐惧；也可减轻疲倦，让孕妈妈在最需要休息、时间最长的第一产程得到休息，以便为第二三产程积攒体力。

一般来说，硬膜外镇痛是比较安全的，效果理想，也不会影响产妇、难产妇肌肉张力，产妇仍能主动配合，缩短产程，不增加产后出血量。

无痛分娩不仅适合绝大多数孕妈妈使用，而且有利于患有妊娠高血压综合征的孕妈妈降压，增大妊娠高血压综合征孕妈妈的分娩安全指数。

如果有以下情况之一，不适宜采用无痛分娩：产前出血、低血压、腰部感染、患有脊柱畸形、神经系统疾病或胎宝宝发生宫内缺氧。

所以，孕妈妈在采用无痛分娩之前，要进行相关检查，避免出现意外。

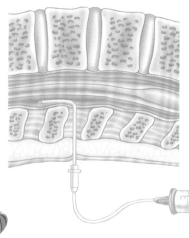

通过注射麻药，可在一定程度上减轻分娩的疼痛。

完美准爸爸训练营：即使孕妈妈打算采用无痛分娩，麻药的作用消退后，孕妈妈身体各个部位还是会有不同程度的酸痛和剧痛。在分娩前后，准爸爸一定要守护孕妈妈，不要让她孤独地承受痛苦。

第264~266天 剖宫产的影响

我们的宝贝：亲亲，爸爸、妈妈爱你。今天，妈妈要给你读一首特别美的诗，它的名字叫《你是人间四月天》。

剖宫产是解决难产及某些产科并发症、合并症的有效手段。只有在孕妈妈有剖宫产指征时，医生才会建议孕妈妈采用剖宫产。虽然剖宫产可以减轻孕妈妈的分娩疼痛，但是也会给孕妈妈和胎宝宝带来一些不利影响。

剖宫产对孕妈妈的影响

手术出血多；术中有可能造成脏器损伤；出现晚期产后出血；有的甚至需切除子宫，以后失去生育能力。

术后可出现肠粘连、肠梗阻、子宫内膜异位症、血栓栓塞、腹部刀口液化、感染；以后子宫将永留瘢痕，为瘢痕子宫；以后再怀孕风险更高，有可能出现子宫破裂，危及孕妈妈生命。

剖宫产对胎宝宝的影响

剖宫产是经腹部切开子宫取出胎宝宝的过程。新生儿没有接受节律性子宫收缩，没有经过产道的挤压，新生儿易并发肺部疾患。

新生儿长大后更易出现运动时不协调、精神不易集中、多动等感觉综合失调的问题。

此外，剖宫产术中有时会造成新生儿的骨折，有时子宫壁过薄或羊水过少会造成新生儿软组织损伤。

剖宫产妈妈在产后最初几天，可使用腹带防止伤口裂开。

完美准爸爸训练营：如果孕妈妈需要通过剖宫产分娩，准爸爸最好帮孕妈妈准备一条舒服的腹带，以防止孕妈妈用力时伤口裂开。因为医院虽然也会有腹带，但是腹带的长度、材质可能都不适合孕妈妈。

第267~268天 导乐，让分娩变轻松

我们的宝贝：医生说你是一个健康聪明的宝宝，妈妈很开心，觉得连空中飞舞的苍蝇似乎也变得可爱起来。

导乐(doula)，是指当孕妈妈分娩时，陪伴在孕妈妈身边，并在生理、心理及感情上指导、鼓励孕妈妈的有生育经验的人。目前，国内只有少数几家医院提供导乐分娩，孕妈妈如果需要可以提前咨询医院。

导乐会做些什么

1. 待产陪护

从入院待产开始，导乐就会向产妇提供"一对一"全过程、全方位的护理，并向产妇介绍分娩的生理特性，消除产妇恐惧心理并随时观察产妇出现的各种情况，及时通知医生。同时导乐还要兼顾向产妇家属解释各种问题。

2. 认真沟通

进入分娩期，导乐会先向主产医生介绍产妇的基本情况，协助医生做好各项准备工作；在产妇身边不断给予心理上的支持；在宫缩间隙时喂产妇喝水、进食，以帮助产妇保持体力。

3. 全程指导

导乐可以在整个产程中对产妇进行产程步骤的解释和引导，并协助指导产妇和家属参与到分娩过程中，有条不紊地期待宝宝的降生，使产妇平稳情绪，从而减少阵痛时间。

4. 细节掌控

在整个待产过程中，导乐会向产妇通报产程进行的每个阶段、每一次呼吸、每一次用力，从细节上帮助产妇正确地配合分娩，有时还会授予一些技巧，帮助产妇树立信心，顺利分娩。

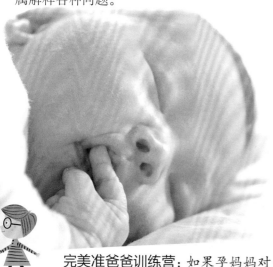

完美准爸爸训练营： 如果孕妈妈对分娩感到特别恐惧，准爸爸可以为孕妈妈请一位导乐。这样不仅可以帮助孕妈妈建立自然分娩的信心，而且也有助于缩短产程，减少孕妈妈的痛苦。

第 **269~270** 天 过期妊娠怎么办

> 我们的宝贝：今天的天气很好，一朵洁白的云朵在蔚蓝的天空悠闲地散步。妈妈希望它一不小心跌落到你的梦乡，变成一朵大大的棉花糖，甜蜜你小小的梦境。

如果孕妈妈之前的月经规律正常，而妊娠期超过 42 周的，则属于过期妊娠。过期妊娠对孕妈妈和胎宝宝来说都具有一定的危险，所以孕妈妈一定要重视这个问题，而不能抱着顺其自然的心态静等阵痛的到来。

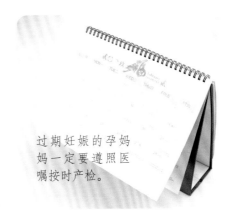

过期妊娠的孕妈妈一定要遵照医嘱按时产检。

过期妊娠对孕妈妈的影响

过期妊娠不仅会加重孕妈妈的心理焦虑，而且可能会因为巨大儿加大孕妈妈的分娩难度，延长产程。如果不及时处理或处理不当，则可能导致孕妈妈难产、大出血，直接威胁孕妈妈的生命。

过期妊娠对胎宝宝的影响

首先，过期妊娠可能造成胎宝宝骨骼过硬或体重过重，而加大分娩难度，造成胎宝宝因分娩时间过长而缺氧或窒息；其次，过期妊娠时，孕妈妈的胎盘功能可能老化，不能很好地为胎宝宝提供氧气和营养，而造成胎宝宝宫内窘迫；再次，过期妊娠一般会出现羊水变少或胎便污染等情况，对胎宝宝十分不利。

过期妊娠应该怎么办

如果孕妈妈被诊断为过期妊娠，一定要遵照医嘱定期（一般为 1~2 天）到医院做 B 超检查或胎心监护，如果孕妈妈胎盘、羊水等各项指标良好，胎宝宝也无体重过重等情况，孕妈妈可遵医嘱选择使用催产素缩短自然分娩的过程。如果一旦发现有胎宝宝宫内窘迫或羊水过少等情况，一定要及时采用剖宫产。

完美准爸爸训练营：过期妊娠会加重孕妈妈的焦虑，因为孕妈妈大都希望通过自然分娩产下宝宝，但是一旦孕妈妈出现胎盘老化、羊水污染等情况，准爸爸一定要说服孕妈妈及时接受剖宫产。

第271~273天 分娩前容易忽视的征兆

我们的宝贝：现在，有一只迷路的蜗牛爬上了窗子，在一尘不染的玻璃上拖出一条湿润痕迹。知道吗，你也是一只小小的蜗牛，爸爸、妈妈会永远是保护你的外壳。

多数孕妈妈能预测预产期是哪一天，但却无法预测是什么时刻。一般来说，宫缩是分娩前的最常见的征兆。但是还有一些其他的分娩征兆很容易被孕妈妈忽视。

当腹部有下坠感时，可能预示孕妈妈即将分娩。

腹部下坠感

孕妈妈感觉好像胎儿要掉下来一样，这是由于胎儿头部已经沉入骨盆。这种情况多发生在分娩前的一周或数小时。

阴道流出物增加

这是由于孕期黏稠的分泌物累积在子宫颈口，由于黏稠的原因，平时这些分泌物就像塞子一样，将宫颈口堵住。当临产时，子宫颈胀大，这个"塞子"就不起作用了，所以分泌物就会流出来。这种现象多在分娩前数日或在即将分娩时。

破水

水样液体如涓涓细流或呈喷射状自阴道流出，这叫破水。这种现象多发生在分娩前数小时或临近分娩时。

有规律的痉挛或后背痛

这是子宫交替收缩和松弛所致。随着分娩的临近，这种收缩会加剧。由于子宫颈的胀大和胎儿自阴道中产出，疼痛是必然的。这种现象只是发生在分娩开始时。

完美准爸爸训练营： 胎宝宝快要足月了，调皮的他可能会突然降临，给准爸爸和孕妈妈一个惊喜。所以，近期，只要孕妈妈有一点不适，准爸爸就必须想到是否是分娩前的征兆，并及时送孕妈妈到医院检查。

第 274~275 天 分娩当天怎么吃

我们的宝贝：今天，梧桐树上的小喜鹊居然破壳而出了。妈妈也急切地盼望着和你相见。

分娩过程一般要经历8~10小时，体力消耗大，所以必须注意饮食。这个时候的饮食要富有营养、易消化、清淡，比如奶类、面条、馄饨、鸡汤等。孕妈妈也可以将巧克力等高热量的食物带进产房，以便随时补充体力。

家人需要提前准备好原料，按时做给孕妈妈吃，并且尽量做得色香味俱全，帮助孕妈妈提高食欲。

第一产程，宜吃半流质食物。在第一产程中，由于时间比较长，为了确保有足够的精力完成分娩，食物以半流质或软烂的易消化食物为主，如粥、挂面、蛋糕、面包等。

第二产程，宜吃流质食物。快进入第二产程时，由于子宫收缩频繁，疼痛加剧，消耗增加，此时应尽量在宫缩间歇摄入一些果汁、藕粉、红糖水等流质食物，以补充体力，帮助胎宝宝娩出。巧克力是很多营养学家和医生推崇的"助产大力士"，可以帮助孕妈妈补充体力。

第三产程，这个过程一般不超过半小时，时间比较短，可以不进食。但分娩结束2小时后可以进食半流质食物以补充消耗的能量。如果产程延长，可以补充糖水、果汁、牛奶等，以免孕妈妈脱水或体力不支。

分娩当天，孕妈妈最好吃一些软烂易消化的食物，以免引起呕吐。

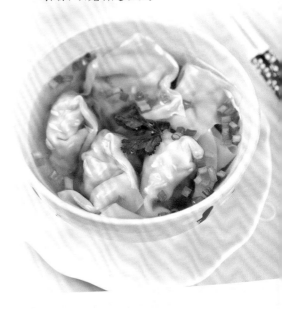

完美准爸爸训练营：入院之前，准爸爸记住要准备一些蛋糕、面包或饼干，另外，在孕妈妈分娩时，准爸爸可以嘱咐其他家庭成员为孕妈妈准备她喜欢的且容易消化的食物，例如豆腐脑、馄饨等，以便她分娩后补充体力。

第276~277天 分娩时如何缓解紧张情绪

我们的宝贝：爸爸说新生的宝宝即使哇哇大哭也不会流眼泪，妈妈觉得那是因为宝宝像一只快乐的小鱼，根本没有忧伤。

孕妈妈要记住，生产时越紧张，越容易增加疼痛，分娩时间也会延长。现在就一起来学习一些分娩时的放松方法吧！

音乐放松

在分娩过程中，音乐对产妇的呼吸有着绝好的调节作用。如果听到的音乐是你平时进行放松训练时一直使用的曲子，那么无论何时听到它，你的身心都会自动放松。

想象放松

想象当你呼气时，疼痛通过你的嘴离开你的身体；想象你的子宫颈变得柔软而有弹性，这些都有利于分娩的顺利进行。

分娩时，孕妈妈可通过美好的想象来缓解紧张情绪。

按摩放松

在分娩的初期，你可能需要轻柔的指尖触摸。在分娩的中晚期，有力的挤压或按摩，都会使疼痛的信号在通往大脑的传递途中受到抑制或减弱。

呼吸放松

在宫缩发生时轻轻地吸入一口气，屏住呼吸并用力生产，保持膈膜不动，同时放松骨盆底，直至你感觉到必须再次进行呼吸，直至分娩结束。练习呼吸调节法时，嘴宜微张，这样更易于控制呼吸节奏。

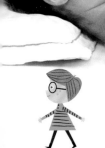

完美准爸爸训练营：准爸爸一定知道孕妈妈最喜欢哪首歌曲，去医院之前一定要把孕妈妈最喜欢的音乐或歌曲存进播放器或手机中，当孕妈妈开始分娩时，准爸爸要循环播放这首曲子，这样可以使孕妈妈感到放松和平静。

我们的宝贝：就要见面了！愿你在尘世获得幸福，愿你和每一棵树、每一座山成为朋友。

孕妈妈千万不要因为分娩的疼痛而忘了配合医生，因为这样只会让分娩变得更加困难。

第一产程的配合

在此阶段，宫口未开全，过早用力反而会使宫口肿胀、发紧，不易张开。

保持放松：做深慢、均匀的腹式呼吸，即每次宫缩时深吸气，同时逐渐鼓高腹部，呼气时缓缓下降，可以减少痛苦。

适当活动：如果胎膜未破，孕妈妈可以下床活动，因为适当的活动能促进宫缩，有利于胎头下降。

补充营养：尽量吃些高热量的食物，如粥、牛奶、鸡蛋等，以保证有足够的体力来承担分娩重任。

第二产程的配合

第二产程时间最短。宫口开全后，孕妈妈要注意随着宫缩节律用力。

当宫缩时，两手紧握床旁把手，先吸一口气憋住，接着向下用力。

宫缩间隙，要休息、放松，喝点水，准备下次用力。

当胎头即将娩出时，要密切配合接生人员，不要再用力，避免造成会阴严重裂伤。

第三产程的配合

在第三产程，要保持情绪平稳。

分娩结束后2小时内，应卧床休息，进食半流质食物补充消耗的能量。

一般产后不会马上排便，如果感觉肛门坠胀，有排大便之感，要及时告诉医生，医生要排除软产道血肿的可能。

如有头晕、眼花或胸闷等症状，也要及时告诉医生，以及早发现异常并给予处理。

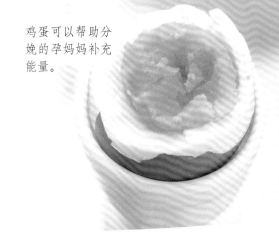

鸡蛋可以帮助分娩的孕妈妈补充能量。

完美准爸爸训练营：可爱健康的宝宝终于降生了，新爸爸一定会高兴得忘乎所以。但是，千万不要忽视辛苦疲惫的新妈妈。这个时候，握着她的手，向她说一声"亲爱的，谢谢你""你受苦了，我爱你"，新妈妈一定会感到欣慰的。

顺产妈妈产后 **3** 天护理

自然分娩时，虽然阵痛剧烈，且持续的时间较长，但子宫收缩和身体恢复速度比较快，分娩后只需住院 3 天左右即可。

分娩当天

为恢复体力和哺乳做准备，要充分休息。因此，能睡多长时间就睡多长时间吧！

分娩后半小时就可以让宝宝吸吮乳头，这样可以尽早建立催乳和排乳反射，促进乳汁分泌，有利于子宫收缩。肚子饿了，可以吃些清淡的没有刺激的食物。

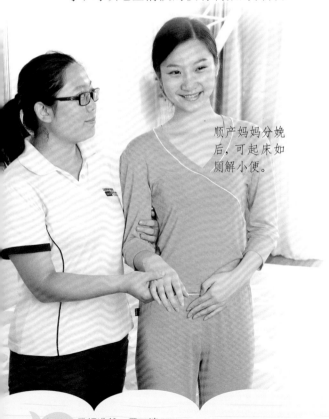

顺产妈妈分娩后，可起床如厕解小便。

分娩后 8~12 小时可自行如厕排尿。少数产妇排尿困难，应尽量起床解小便，也可请医生针刺或药物治疗，8 小时以上仍不能自然排尿，应进行导尿。产妇会因为宫缩而引起下腹部阵发性疼痛，称为"产后宫缩痛"，一般 2~3 天后会自然消失。

没有异常的产妇，在产后 8 小时左右就可以下地行走，做会阴切开术的产妇，在 12 小时后开始下地。

第 2 天

应在规定时间内进行坐浴，以促进会阴部缝合的伤口尽早愈合，防止受损的阴道和子宫感染细菌。注意会阴部卫生，每日分 2 次用药液清洗，会阴垫应用无菌卫生巾并及时更换。在身心的疲劳得到缓解之后，可以尝试进行简单的产褥体操。开始时，进行一些轻微的活动。开始流出营养丰富的初乳，尽可能让宝宝吸吮，继续充分按摩乳房。

第 3 天

如果产妇没有异常，可以出院，如果会阴有伤口，第 4 天拆线后可出院。从护士那里接受有关乳房护理、哺乳方法、育儿方法以及产褥期注意事项的指导。

剖宫产妈妈产后 **7** 天护理

剖宫产妈妈因为腹部有伤口，所以需要特殊的护理，而且护理的时间也相对较长，一般产后还要住院 7 天左右。

分娩当天

产妇可以采取侧卧位，使身体和床成 20°~30°角，这个姿势可以减轻对切口的震动和牵拉痛。

术后 6 小时内因麻醉药药效尚未消失，全身反应迟钝，应暂时禁食。术后 6 小时未排气时，产妇可先喝点萝卜汤或白开水。一般术后 24 小时胃肠功能才能完全恢复，肠道排气后才能进食。

可进行轻微的活动，最好多翻身，促进肠蠕动功能恢复，尽早排气，消除腹胀。

产后第 2 天

术后 24 小时后应吃流质饮食，如米汤、藕粉、果汁、菜汤等，分 6~8 次进食。未排气期间请勿饮食。第一餐若无任何肠胃不适，则可在下一餐恢复正常的食量，哺乳妈妈可多食用鱼汤，多喝水。

开始分泌初乳，可以哺乳。

手术 24~48 小时后，可将导尿管拔掉。拔出导尿管后，应尽量自行解小便。若解不出来，应告诉医生，直至能畅通排尿为止，否则易引起尿路感染。

尽早下床活动，促进肠蠕动和子宫复旧，避免肠粘连及血栓性静脉炎。

产后第 3 天

开始排气了，就说明肠胃功能恢复正常。此时，疼痛得到了一定缓解，身体迅速恢复，完全可以独自去卫生间了。

产后第 4 天

要做轻微运动，并坚持按摩乳房，每 4~6 小时让宝宝吸吮母乳 1 次。

产后第 5~6 天

到了第 5~6 天，产妇就可以自主排便了，说明产妇的肠蠕动已经恢复正常，而且这时候手术的疼痛感也几乎消失了。

产后第 7 天

如果没有特殊情况，第 7 天即可出院。出院前，要接受简单的医疗处置，宝宝接受基本的健康检查。

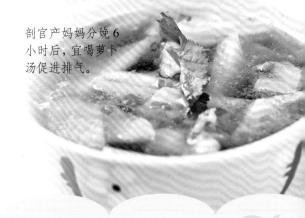

剖宫产妈妈分娩 6 小时后，宜喝萝卜汤促进排气。

产后 **1** 周，顺产妈妈这样补

新妈妈由于分娩时耗费巨大精力，同时也消耗了大量的能量；另外出血也会导致蛋白质和铁的丢失，因此产后初期新妈妈肠胃功能会趋于紊乱，出现食欲缺乏、食而无味等现象，再加上乳汁分泌，也会消耗能量及营养。此时如果营养调配不好，不仅新妈妈身体难以康复，容易得病，而且还会影响宝宝的生长发育。

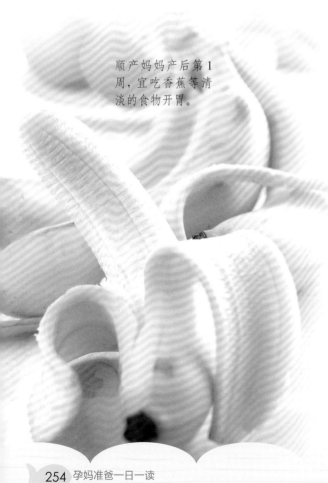

顺产妈妈产后第 1 周，宜吃香蕉等清淡的食物开胃。

饮食重点是开胃而不是滋补

产后第 1 周，新妈妈会感觉身体虚弱、胃口较差，因为新妈妈的肠胃功能还没有复原，所以，进补不是本周的主要目的。新妈妈要食用一些易于消化、吸收的食物，以利于胃肠的恢复，比如清淡的鱼汤、鸡汤、蛋花汤等，主食可以吃些馒头、龙须面、米饭等。另外，时鲜蔬菜和苹果、香蕉等水果也可提升新妈妈的食欲。

饮食应以稀软为主

依据新妈妈的身体状况，月子期间的饮食宜以稀软为主。"稀"是指水分要多一些，有些地方坐月子禁止新妈妈喝水，这是不健康的观念。经过怀孕、分娩，新妈妈身体流失了许多血液、汗液和体液，还要肩负哺喂宝宝的任务。因此，新妈妈要保证水分的摄入量，除了多喝水，也要比平时多喝一些排骨汤、鱼汤等汤品。

"软"是指食物烧煮方法要以稀软为主。很多新妈妈在坐月子时，牙齿都有松动的现象，所以月子餐应烹调得软烂一些，少吃油炸和坚硬带壳的食物，多用炖煮的方式烹饪食物。

产后 **1** 周，剖宫产妈妈这样补

产后第一周，尤其是头三天，剖宫产妈妈会明显感觉伤口疼痛。剖宫产妈妈在排气后尽可能先进食流质食物，如稀粥、米粉、藕粉等，少吃多餐，每天可以吃6~8次。

多吃富含蛋白质等促进伤口愈合的食物

产后营养好会加速伤口的愈合。为了促进剖宫产妈妈腹部刀口的恢复，剖宫产妈妈要多吃鸡蛋、瘦肉、肉皮等富含蛋白质的食物，同时也应多吃含维生素C、维生素E丰富的食物，以促进身体组织修复。

多吃流质食物

剖宫产的妈妈在排气之后不能马上吃硬的食物，应从流质食物开始，产后前两天可以吃面条、蛋汤等，但一次不能吃得太多，最好分几次食用；之后几天可以由流质食物逐渐过渡到半流质食物，但要注意蛋白质、维生素和矿物质的补充。

少吃容易产气的食物

剖宫产妈妈在开始进食时应食用促进排气的食物，如萝卜汤等，帮助增强胃肠蠕动，促进排气，减少腹胀，使大小便通畅。对于那些容易"胀气"的食物，如黄豆、豆浆、淀粉类的食物，剖宫产妈妈应尽量少吃或不吃，以免加重腹胀。

别吃得太饱

剖宫产手术时肠道不免要受到刺激，胃肠道正常功能被抑制，肠蠕动相对减慢。若多食会使肠内代谢物增多，在肠道滞留时间延长，这不仅可造成便秘，而且产气增多，腹压增高，不利于新妈妈康复。

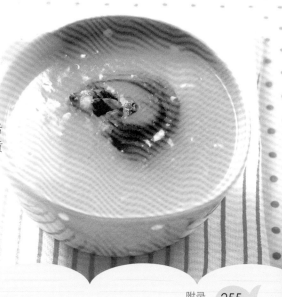

剖宫产妈妈产后第1周宜吃流质或半流质食物。

图书在版编目 (CIP) 数据

孕妈准爸一日一读 / 汉竹编著 .-- 南京 : 江苏凤凰科学
技术出版社 , 2014.9
(汉竹·亲亲乐读系列)
ISBN 978-7-5537-3433-0

Ⅰ . ①孕… Ⅱ . ①汉… Ⅲ . ①孕妇－妇幼保健－基本知识
Ⅳ . ① R715.3

中国版本图书馆 CIP 数据核字 (2014) 第137126号

凤凰汉竹
阳光一样的生活书

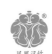

2011 年荣获
中国民营书业实力品牌

2010 年荣获
生活图书出版商年度大奖

孕妈准爸一日一读

编　　　著	汉竹
责 任 编 辑	刘玉锋　姚　远　张晓凤
特 邀 编 辑	马文静　吕增芳　孙　静
责 任 校 对	郝慧华
责 任 监 制	曹叶平　方　晨

出 版 发 行	凤凰出版传媒股份有限公司
	江苏凤凰科学技术出版社
出版社地址	南京市湖南路1号A楼，邮编：210009
出版社网址	http://www.pspress.cn
经　　　销	凤凰出版传媒股份有限公司
印　　　刷	北京瑞禾彩色印刷有限公司

开　　　本	720mm×1000mm　1/16
印　　　张	16
插　　　页	4
字　　　数	200千字
版　　　次	2014年9月第1版
印　　　次	2014年9月第1次印刷

标 准 书 号	ISBN 978-7-5537-3433-0
定　　　价	49.80元（附赠孕期速查卡）

图书如有印装质量问题，可向我社出版科调换。